中国医疗消毒供应中心
与医疗洗涤管理研究报告

中国物流与采购联合会医疗器械供应链分会 编 **（2024）**

中国市场出版社
China Market Press
·北京·

中国医疗消毒供应中心
与医疗洗涤管理研究报告（2024）

编委会

主　　编：秦玉鸣

专家顾问：梁建生

副 主 编：贾贵彬　陈　慧　陈相坤　荆文华　许慧琼

　　　　　邹佩琳　程冬生　程富有

编辑人员：田　芬　焦玲艳　曹　慧　褚家宝　王　晶

　　　　　张　鹏　武林芳　刘亚楠　李　伟　李小静

　　　　　孙博伟

联系方式：中国物流与采购联合会医疗器械供应链分会

　　　　　中国医疗器械供应链网：http://www.mdsc.org.cn

　　　　　电话：010-83775872

　　　　　邮箱：service@mdsc.org.cn

　　　　　地址：北京市丰台区丽泽路 16 号院 2 号楼铭丰大厦 11 层

支持单位：上海雅朴网络科技有限公司

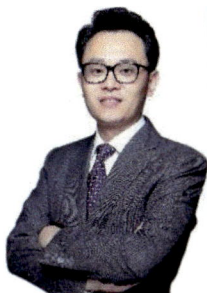

秦玉鸣

中国物流与采购联合会医疗器械供应链分会执行副会长
全国物流标准化技术委员会医药物流分技术委员会秘书长

进入医疗器械领域十余年，多次赴欧美、日韩等国家和地区交流学习，深入了解国内外医疗器械行业的发展历程与趋势。

先后多次参加国家卫生健康委、市场监管总局、商务部、国家药监局等部委的政策和课题研究工作。牵头组织《医疗器械经营质量管理规范》修订工作和《医疗器械经营质量管理规范附录：专门提供医疗器械运输贮存服务的企业质量管理》文件起草编写工作，深度参与《医疗器械网络销售监督管理办法》修订工作等。

负责国家标准《医学检验生物样本冷链物流运作规范》、行业标准《体外诊断试剂温控物流服务规范》《医院内物流服务规范》《医疗器械物流通用服务规范》、团体标准《骨科耗材物流服务规范》《大中型医疗设备运输与就位服务规范》等标准的制修订工作。2020—2024 年组织编写年度《中国医疗器械 SPD 市场分析报告》以及医疗器械供应链重点企业相关报告。

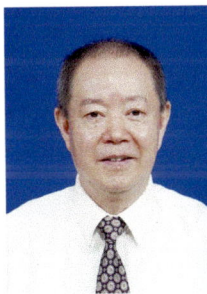

梁建生

武汉市疾病预防控制中心主任医师（专技二级）
社会任职：
第八届国家卫生标准委员会消毒标准专业委员会委员
中华预防医学会消毒分会第六届分会常务委员
中华预防医学会第五届医院感染控制委员会委员
中国卫生监督协会第二届消毒专委会及第一届消毒技术
与应用专委会常务委员
《中国消毒学杂志》第八届编委会委员
湖北省预防医学会第五届消杀控专业委员会副主任委员
湖北省院感质控中心专家委员会顾问
武汉市预防医学会消毒与感染控制专业委员会委员
武汉医院协会医院感染管理专业委员会主任委员
武汉市院感质控中心专家委员会名誉主任委员等

主持、参与多项国家卫生标准和相关课题研究：作为第一起草人制定《食（饮）具消毒卫生标准》（GB 14934—94）、《医院医用织物洗涤消毒技术规范》（WS/T 508—2016）；主编《医用织物洗涤消毒管理与技术》《消毒与有害生物防制技术》专著 2 部；获得国家发明专利 5 项；以第一或通讯作者在国内外期刊发表论文 50 余篇（其中包括 4 篇 SCI）。

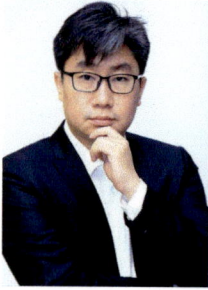

贾贵彬

中国物流与采购联合会医疗器械供应链分会秘书长
全国物流标准化技术委员会医药物流分技术委员会委员

　　连续主导举办近三届全国 SPD 大赛，实地考察全国各地 50 余家医院的 SPD 项目，对 SPD 进行了深入研究，具有独到见解；主导编写行业标准《医院院内物流服务规范》《医用耗材智能存储柜技术要求和试验方法》、团体标准《骨科耗材物流服务规范》。此外，对医学装备全生命周期管理和第三方医疗消毒供应中心均有深入研究。

　　深度参与医疗器械相关法规、规范的编写工作。主导《医疗器械经营质量管理规范》修订工作；主导《医疗器械经营质量管理规范》（专门提供医疗器械运输贮存服务的企业质量管理）起草工作；深度参与《医疗器械管理法》《医疗器械网络销售监督管理办法》等文件编写工作。连续三年编写《中国医疗器械供应链发展报告》《中国公立医院医疗器械 SPD 市场分析报告》等，发布十余项医疗器械细分领域报告。

　　组织国家标准《医学检验生物样本冷链物流运作规范》、行业标准《体外诊断试剂温控物流服务规范》《药品医院院内物流服务规范》、团体标准《大中型医疗设备运输与就位服务规范》等标准的制修订工作。

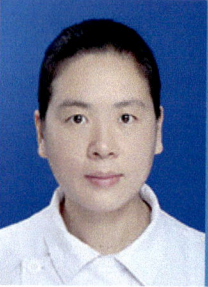

陈慧

四川大学华西医院洗浆消毒供应中心科长
社会任职：
四川省消毒供应医疗质量控制中心业务副主任
成都市消毒协会专家库成员
《护理学杂志》审稿专家

　　硕士、副主任护师、四川大学华西医院洗浆消毒供应中心科长，国家级、省级、市级消毒供应专业基地授课老师，擅长护理管理、公共卫生、消毒供应流程优化与质量控制。发表论文 30 余篇，获得国家专利 10 余项，发明专利 2 项，负责横向课题 8 项，参与纵向课题 2 项，成果转化 4 项，主编专著 2 部，参编 8 部，获得新技术 1 项。获得成都市科技进步二等奖 1 项，中华护理学会科技进步三等奖 1 项。

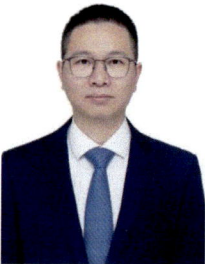

陈相坤

复旦大学附属中山医院总务处副处长、基建重大项目办副主任
社会任职：
全国卫生产业企业管理协会医院健康环境分会副秘书长
中国医学装备协会医院建筑与装备分会常务委员
全国卫生产业企业管理协会常务理事
厦门市医院协会后勤管理专业委员会副主委
厦门市医院协会医学工程管理专业委员会副主委
中国医院建设奖评选活动评选专家
中国气体协会医用气体及工程分会理事等

　　主要从事医院管理工作，对医院管理有着深刻的理解和认识，发表 20 余篇相关管理论文，并参与论著编写，多次受邀参加医院的后勤管理学术交流，获得全国卫生产业先进个人、全国优秀基建管理者等多项奖项。

　　参与第一个国家区域医疗中心——复旦大学附属中山医院厦门医院的建设和运营，获得了国家优质工程奖。作为项目建设负责人正在参与国家医学中心建设项目——复旦大学附属中山医院青浦新城院区一期工程的项目。

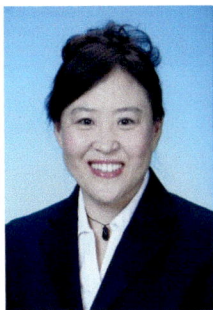

荆文华

山东大学齐鲁医院后勤保障处副处长

社会任职：

山东省医药教育协会后勤管理专业委员会副主任委员

山东省医学伦理学学会后勤服务发展分会第一届副会长

山东省健康管理协会后勤基建管理分会常务委员

山东省价格协会理事，医药部主任，专家委员会专家

公共卫生管理硕士，副主任护师，从事临床工作及医院管理工作 38 年。主持省级课题 2 项、厅级课题 1 项，参与完成省级课题 4 项；获山东省心功能研究会科技创新奖 1 项、山东省卫健委优秀调研成果三等奖 1 项；国家级发明专利 1 项、实用新型专利 1 项；在国家核心期刊发表文章数篇；指导团队完成的质量改善项目，荣获中国医院管理奖后勤管理组区域优秀奖、全国优秀奖。

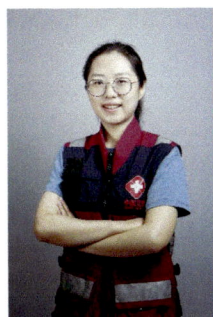

许慧琼

武汉市疾病预防控制中心室主任

社会任职：

中华预防医学会消毒分会医院感染学组成员

湖北省预防医学会消杀控专业委员会青年委员会委员

武汉市预防医学会消毒与医院感染控制专业委员会委员

武汉医师协会青年医师分会委员

副主任医师，主要从事消毒与医院感染控制，武汉市卫生健康青年人才研修班（第二期）学员，入选 2023 年度武汉市卫健委系统青年人才资助"晨星"计划。主持或参与 1 项行业标准、2 项湖北省地方标准、2 项武汉市地方标准、1 项团体标准的制定，发表论文 13 篇，参与编写论著 1 部，获湖北省预防医学会科技进步三等奖 2 项。曾荣获 2020 年湖北省技术能手、2022 年武汉市十佳公共卫生医生、2024 年湖北省消毒技能竞赛个人一等奖等称号。

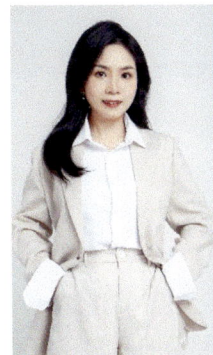

邹佩琳

华中科技大学同济医学院附属同济医院后勤处房产管理科副科长

社会任职：

全国卫生产业企业管理协会绿色医院建设与管理分会常务理事

中国医学装备协会医学装备信息交互与集成分会委员

中国研究型医院学会后勤分会理事

武汉医院协会会员

《中国医院建筑与装备》杂志青年编委会委员

高级工程师；担任《现代医院智慧后勤建设与管理指南》副主编；参编《突发公共卫生事件医院管理实践》《现代医院高质量发展管理实践》；作为项目骨干参与国家卫生健康委医院管理研究所公立医院后勤精细化管理研究项目 2 项，国家重点研发计划课题 1 项；发表后勤管理相关论文 20 余篇；曾获中国医院协会医院管理创新成果奖。

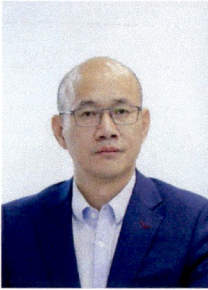

程冬生

深圳坚业医疗科技有限公司董事长
深圳市一秋医纺科技有限公司总经理
社会任职：
深圳立标医院后勤研究中心会长
深圳公共资源交易中心评审专家

纺织工程专业，高级工程师，清华大学医院管理研究院医疗健康科技领军班学员，深圳公共资源交易中心纺织服装类评审专家、《医用织物技术要求与应用规范指南》团体标准主要起草人、《深圳新建（改扩建）医院开办费编制指南》评审专家、《深圳市新建（改扩建）医疗机构筹办业务指南与案例》副主编、《深圳市医院规划建设与开办指南》编制负责人、《深圳经济特区政府采购条例》立法后评估重大行政决策专家、《深圳市政府采购行政处罚裁量权实施办法》特邀专家。

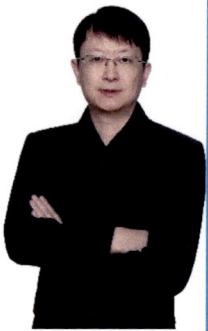

程富有

上海雅朴网络科技有限公司总经理
社会任职：
全国卫生产业企业管理协会医疗洗涤消毒分会副会长
中国物流与采购联合会医疗器械供应链分会常务理事
中国医学装备协会医院物联网分会委员
上海市浦东新区物联网协会委员
上海市射频识别工程技术协会会员
中国商业联合会洗染专业委员会会员
《医用织物洗涤消毒管理与技术》编委
《现代医院智慧后勤建设与管理指南》编委
《公用纺织品洗涤服务追溯规范》标准起草单位

2008年，创立上海雅朴网络科技有限公司，专注于RFID（射频识别技术）的应用研究与开发。2009年，率先在国内推出无忧洗®系统，结合RFID、物联网和云技术，聚焦医用织物数字化智能管理，提供软硬件系统研发与运营服务，深耕行业已逾15年。2018年，在新加坡设立Finove Asia Pacific Pte Ltd，开拓海外业务，推动产品和服务走向国际市场。

经过多年积累，带领公司深入调研国内外超过数百家洗消工厂，并提供物联网系统规划与设计服务，已在50多家社会化洗消工厂和300多家医院实现规模化应用。其中包括中国人民解放军总医院、华中科技大学同济医学院附属同济医院、中山大学附属第一医院、复旦大学附属华山医院等知名医疗机构。

前　言

　　2024 年，我国医药卫生体制改革继续深化实施，医疗卫生服务体系不断完善，公立医院高质量发展要求持续落实。在不断强调提升医疗服务质量的背景下，医院日益重视感染控制水平，医疗消毒供应服务作为医院感染控制的核心环节，其重要性日益凸显。

　　随着我国诊疗人次和手术人次的不断提升，医疗消毒供应服务需求日益增加，叠加医保控费、分级诊疗等政策深入实施，医疗消毒供应工作正逐渐转向更加专业和高效的第三方医疗消毒供应中心。在此背景下，我国第三方医疗消毒供应中心数量快速攀升，截至 2024 年 11 月 10 日，取得医疗机构执业许可证的第三方医疗消毒供应中心数量已达 103 家。

　　《中国医疗消毒供应中心与医疗洗涤管理研究报告（2024）》由中国物流与采购联合会医疗器械供应链分会（简称中物联医疗器械供应链分会）组织编写，聚焦医疗消毒供应中心与医疗洗涤管理细分领域，立足国家宏观政策环境，深入解读医疗消毒供应服务相关法规要求，分析行业利好信息；通过调研业务流程、调查和分析行业数据，总结梳理行业发展现状，结合国内外相关案例研究，研判中国第三方医疗消毒供应中心及医疗洗涤管理细分领域面临的挑战及未来发展趋势。

　　在结构方面，本报告共分为七章，涵盖宏观环境分析、政策法规解读、行业发展现状研究、行业面临的挑战与趋势研判、医用织物洗涤消毒管理细分领域分析、国外医疗消毒供应中心发展概况研究、国内典型案例剖析等内容，力求通过多维度分析，为读者呈现一幅全面而立体的行业发展图景。

作为市场上为数不多的细分领域研究报告，《中国医疗消毒供应中心与医疗洗涤管理研究报告（2024）》将伴随行业发展持续出版，中物联医疗器械供应链分会将持续开展政策分析、行业研究、企业调查等工作，将精华部分编撰成册，分享给关心和支持医疗消毒供应中心建设的政府、企业、医疗机构等相关单位的广大读者，也诚挚地邀请广大读者针对报告中的不足提出宝贵意见。

目 录

第一章

我国第三方医疗消毒
供应中心发展背景

第一节　医疗机构稳步发展提升消毒灭菌服务需求

第三方医疗消毒供应中心主要为医疗机构提供可重复使用医疗器械、器具、手术衣、手术盖单等物品的清洗、消毒、灭菌等服务，医疗机构的发展与我国医疗机构业务所面临的变化息息相关。

一、医疗卫生机构数量不断增长

根据国家统计局数据，2023 年底我国共有医疗卫生机构 107.1 万家，近年来数量不断增长。其中，基层医疗卫生机构达 101.6 万家，占据全国医疗卫生机构整体的 95%（见图 1-1）。医院共 3.9 万家，包括 1.2 万家公立医院和 2.7 万家民营医院（见图 1-2）。各类医疗卫生机构是第三方消毒供应中心的服务对象，医疗卫生机构数量的增长推动了对消毒灭菌服务的需求，促进第三方医疗消毒供应中心的发展。

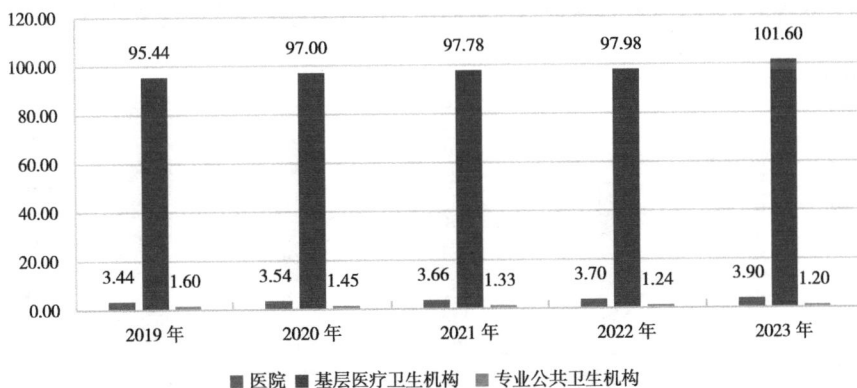

图 1-1　2019—2023 年中国医疗卫生机构数量（万家）

数据来源：国家卫生健康委、国家统计局，中物联医疗器械供应链分会整理。

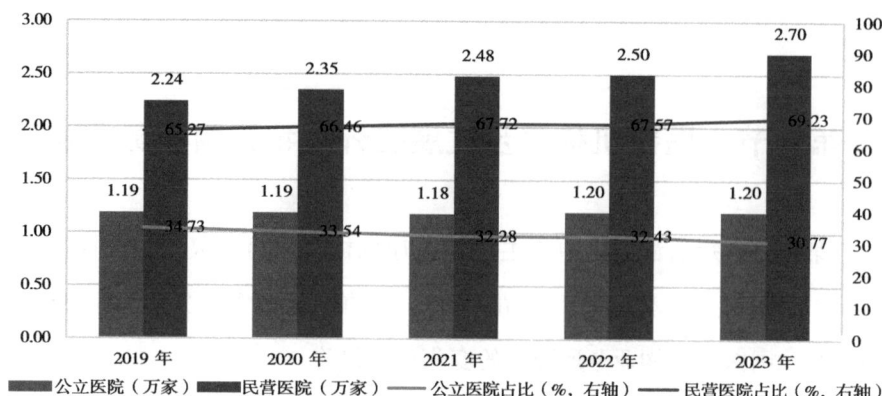

图 1-2　2019—2023 中国公立医院与民营医院数量及占比

数据来源：国家卫生健康委、国家统计局，中物联医疗器械供应链分会整理。

二、诊疗人次不断上涨

根据国家卫生健康委统计数据，2023 年全国医疗卫生机构的总诊疗人次达 95.6 亿人次，较 2022 年增长 13.5%（见图 1-3）。其中，医院总诊疗人次 42.6 亿人次，占总诊疗人次比例 44.6%，较 2022 年增长 11.5%；公立医院诊疗人次达 31.9 亿人次，占医院总诊疗人次的 83.5%（见图 1-4），较 2022 年增长 11.6%。虽然在疫情期间总诊疗人次有所波动，但整体呈增长态势，诊疗人次的上涨将带来相关医疗器械或器具的使用，促进消毒灭菌服务需求的提升。

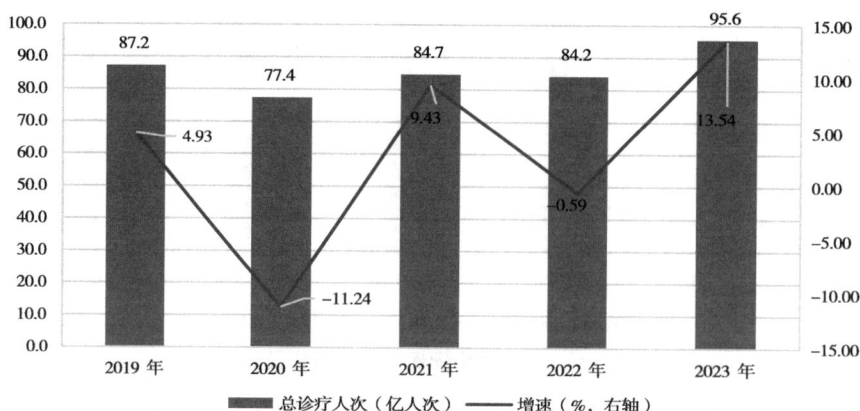

图 1-3　2019—2023 年中国医疗卫生机构总诊疗人次及增速

数据来源：国家卫生健康委、国家统计局，中物联医疗器械供应链分会整理。

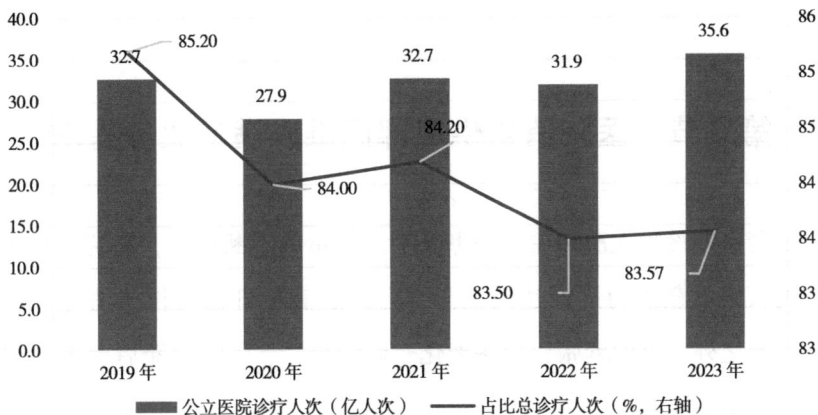

图 1-4 2019—2023 年中国公立医院诊疗人次与占比

数据来源：国家卫生健康委，中物联医疗器械供应链分会整理。

三、住院病人手术人次不断提升

根据国家统计局数据，2023 年我国医疗卫生机构住院病人手术人次达 9638.74 万人次，自 2019 年以来整体呈增长态势（见图 1-5）。随着住院病人手术人次的增长，手术衣、手术单及相关手术用器具等物品使用频次将随之增加，推动了第三方医疗消毒供应中心的业务提升。

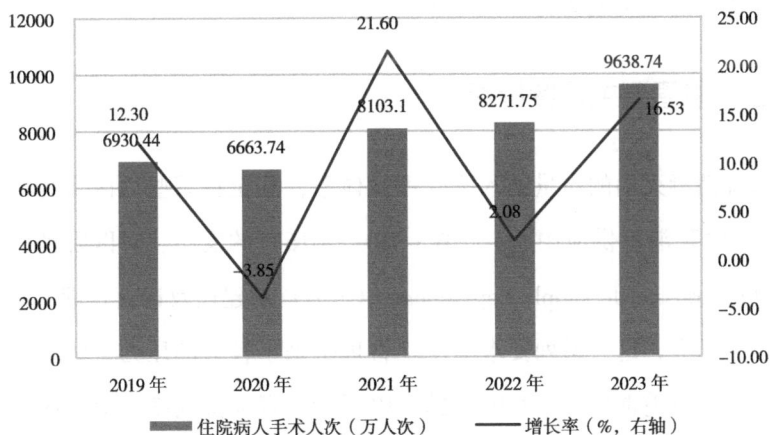

图 1-5 2019—2023 年医疗卫生机构住院病人手术人次

数据来源：国家卫生健康委、国家统计局，中物联医疗器械供应链分会整理。

第二节　医院消毒供应部门难以满足业务需求

随着医院诊疗人次和住院病患及手术数量的不断增长，医院消毒供应部门的灭菌承载能力逐渐达到极限，已无法满足日益增长的消毒灭菌需求。除此之外，资源紧张、设备老化、监管趋严、信息化滞后等因素也使医院面临诸多压力。

一、土地与人才资源匮乏

根据相关规定，医院消毒供应部门的建设面积应与医院床位数保持相应比例。然而，医院大部分建设用地已被门诊部、住院大楼、检验大楼、康复中心及药房等基础设施占据，新建或扩建消毒中心将进一步加剧土地资源的紧张。此外，医院消毒供应部门的运营需要配备专业的护士、消毒人员、工程技术人员等，但医院编制有限且外聘人员存在一定风险，这使得人才资源的配置成为另一大难题。

二、监管要求持续提高

医院消毒灭菌的质量纳入医院评级体系，甚至在某些地区实行一票否决制。《医院消毒供应中心》（WS 310—2016）的发布，对医院消毒供应中心（central sterile supply department，CSSD）的建设及运营管理制定了更为严格的标准，这一系列要求给医院管理带来了较大的压力，医院积极寻求第三方医疗消毒供应中心的协助，以提升消毒灭菌效率，保障医疗器械的使用安全，进而降低医疗感染风险。

三、高成本与体制管理并存

消毒供应中心运营需依靠高端的清洗、灭菌、质控及物流设备，同时涉及人工、能源、耗材等持续投入，设备与技术的购置成本高昂，使医院财政一直承压。而且，在行政管理体制下的医院消毒供应部门，增加了运营复杂性，无形中抬高了管理成本，也降低了运行效率。

四、设备配置不足且更新滞后

医院消毒供应部门存在诸多设备相关问题，尤其在一级和二级医院较为突出。一是设备配置不全。一方面，不少医院消毒供应部门在设备配置上有明显缺口，部分基层医院普遍缺失超声波清洗机、器械干燥设备、清洗供水设备等必要器械清洗、消毒及灭菌设备。另一方面，受经济条件所限，一些医院设备购置投入不足，致使设备配置难以达到相关标准要求。二是设备老化且更新滞后。部分设备使用多年、技术落后，缺乏专业维护保养致老化加剧，影响效率并增加感染风险。随着医疗发展与感染控制要求提高，不少医院未能及时跟进最新的设备和技术，难以匹配新的行业标准和规范。此外，不同区域和等级的医院之间差异较大，基层医院设备配置不足、老化等问题尤为普遍。

五、信息化建设滞后

一是信息化系统应用不足。很多医院消毒供应部门未建立或完善能实现器械全流程闭环管理的信息化系统，导致各环节信息无法有效追溯，难以保障工作和无菌物品的最终质量。此外，部分医院消毒供应部门仍采用传统的手工书写方式记录信息，既耗费人力、物力、时间，也难以保证准确性。

二是信息系统功能不完善。现有信息系统技术研发存在不足，无法满足管理需求。例如，一些系统无法主动控制和监测重点环节、不能自动生成工作量统计等各类功能报表。即便有些医院已搭建信息系统，但因应用不全面，也未充分发挥信息系统功能。例如，一些系统可能只覆盖了部分流程或环节，未实现全流程的信息化管理。

第三节　医药卫生体制改革政策助力发展

随着医药卫生体制改革的持续深化，医院面临诸多挑战和需求。一方面，控费要求促使医院追求成本效益，推动部分院内业务外包第三方服务；另一方面，政策鼓励社会资本办医提升了第三方医疗消毒供应中心的积极性；此外"分级诊疗"政策引导基层服务需求放量，为第三方医疗消毒供应中心的发展带来广阔空间。

一、高质量发展要求提升服务效能

公立医院改革在医药卫生体制改革中起着引领性作用，近年来，我国政府在推动公立医院改革与发展方面出台了一系列重要政策文件，其中，《关于推动公立医院高质量发展的意见》（国办发〔2021〕18号）（以下简称《意见》）便是最具代表性的文件，对公立医院高质量发展提出了明确要求。《意见》强调公立医院运行模式要从粗放管理转向精细化管理，健全运营管理体系，对医院成本产出、医生绩效等进行监测评价，提高效率、节约费用，减轻患者就医负担。加强全面预算管理，强化预算约束，促进资源有效分配和使用等。在高质量发展要求下，公立医院出于控费和提升运营效率的考量，更倾向于将消毒供应业务这一成本项外包至第三方服务，以满足经营要求。

二、政策鼓励提升社会资本积极性

相较于公立医院，社会资本在资金、技术和管理方面等具备优势，2009 年 4 月印发的《中共中央国务院关于深化医药卫生体制改革的意见》明确提出鼓励和引导社会资本发展医疗卫生事业，之后，国家发展改革委等五部门于 2010 年 12 月印发《关于进一步鼓励和引导社会资本举办医疗机构的意见》（国办发〔2010〕58 号），进一步从放宽准入范围、改善执业环境、促进健康发展等方面提出相关意见，要求各地区、相关部门消除阻碍非公立医疗机构发展的政策障碍，促进非公立医疗机构持续健康发展。此后多项政策文件及顶层规划文件中均有提及鼓励社会资本办医等相关内容，为社会资本参与公立医院改革提供了良好的政策环境。在政策鼓励下，社会资本参与医疗卫生事业的积极性日益提升，推动第三方医疗消毒供应中心的发展。

三、分级诊疗推动消毒供应共享

分级诊疗政策是我国深化医疗卫生改革的重要内容之一，旨在通过优化医疗资源配置、提升基层医疗服务能力，构建有序、高效的医疗服务体系。国家层面从四个维度提出具体目标：首先，要完善基层首诊、双向转诊、急慢分治、连续服务的分级诊疗模式，确保患者能够得到合理的医疗服务。其次，要提升基层医疗卫生机构的服务能力和水平，使其成为群众健康管理的"守门人"。再次，要加强区域医疗中心建设，推动优质医疗资源下沉，提高区域内医疗服务的整体效能。最后，还要建立健全的医联体、医共体等协作机制，促进各级医疗机构之间的紧密合作和资源共享。分级诊疗体系在系列政策和关键举措的实施下不断完善，消毒供应作为医疗资源在区域内共享具备有力支撑，为第三方医疗消毒供应中心发展带来了广阔发展空间。

第四节　第三方医疗消毒供应中心具备优势

第三方医疗消毒供应中心由社会资本投资建设，在资金、技术和管理等方面具备诸多优势，在防止院内感染、保障医疗质量和患者安全方面发挥着重要作用。

一、管理规范保障院感控制

第三方医疗消毒供应中心通常遵循 ISO 13485、ISO 9001 等国际质量管理标准，并建立严格的质量控制体系，确保从接收、清洗、消毒、检查、包装、灭菌到储存和分发的每一步骤都处于严格的质量控制之下。每批物品在送入和送出时，都会经过多轮检测，如目视检查、功能测试，甚至无菌测试，以保证器械的清洁度和无菌状态。质量控制部门还会定期对流程进行内部审核和外部审计，以不断优化和调整操作程序，确保服务持续改进，保障院内感染风险的控制。

二、技术先进增强服务效能

出于资金优势和市场竞争考虑，第三方医疗消毒供应中心通常采用最前沿的消毒和灭菌技术，如适用于耐高温器械的湿热高压蒸汽灭菌技术，以及适用于不耐高温器械的环氧乙烷灭菌、等离子体灭菌等技术，以确保无害化的灭菌环境，有效杀灭各类微生物，降低院内感染风险，进一步提高医疗质量和安全性。

同时，积极利用条形码、RFID（射频识别技术）标签等技术对每件器械进行唯一标识，全程追踪器械的消毒灭菌过程，提升流程可追溯性，增强透明度和责任明确性。并且定期进行无菌效果监测，通过生物指示剂和化学指示卡评估灭菌效果，确保器械在使用前达到无菌状态。通过实时监控，及时发现并纠正消毒或灭菌环节的不足，进一步提升医疗质量和安全性。

三、资源共享提升运营效益

首先，减轻医院消毒供应压力。第三方医疗消毒供应中心通过集中化、专业化的服务模式，将医院从消毒设备维护、消毒材料采购、专业人员培训等工作中解脱出来，使医院专注于诊疗技术的更新与提升，提高医疗服务质量和患者照护水平。

其次，打破地域限制，实现资源共享。第三方医疗消毒供应中心通过跨区域资源共享模式，打破地域限制，使得医疗机构能够共享消毒供应服务。有效降低重复投资，减少资源浪费，提高消毒设备与服务的使用效率。

最后，促进医疗机构间深度合作。通过中心化管理，改善医院各自为战的状况，在实现设备和服务共享的基础上，促进消毒经验和技术的交流和分享，推动消毒供应流程优化改进，充分发挥集体智慧，共同提高服务质量。

第二章

我国医疗消毒供应中心政策及相关标准

第一节 我国医疗消毒供应中心相关政策

一、基本标准和管理规范

2018 年 5 月，国家卫生健康委员会发布《关于印发医疗消毒供应中心等三类医疗机构基本标准和管理规范（试行）的通知》（国卫医发〔2018〕11 号），包含《医疗消毒供应中心基本标准（试行）》（本节简称基本标准）和《医疗消毒供应中心管理规范（试行）》（本节简称管理规范）两个文件，对医疗消毒供应中心发展具有重要影响。基本标准和管理规范均明确"适用对象为独立设置的医疗消毒供应中心，不包括医疗机构内部设置的消毒供应中心、消毒供应室和面向医疗器材生产经营企业的消毒供应机构"。两个文件的发布标志着医疗消毒供应中心行业开始走向标准化和规范化，有助于推动行业内各企业按照统一要求建设和运营，提高行业服务水平和竞争力，保障重复使用的诊疗器械、器具和物品的安全，规范医疗消毒供应中心质量管理，保障医疗质量和医疗安全，为医疗消毒供应中心行业的可持续发展奠定坚实基础。

（一）基本标准

基本标准从科室设置、人员配置、基本设施、分区布局、基本设备、管理等六个方面明确医疗消毒供应中心建设标准。

1. 科室设置和人员配置

科室至少应当设置消毒供应室及医院感染管理、质量与安全管理、工程技术管理、信息管理等职能部门。人员配置方面对医疗消毒供应中心机构进行规定，分别为人员职称、人员经验（感染管理经验）、人员经验

（消毒供应工作经验）、消毒人员、工程技术人员、其他人员。

2. 基本设施

基本设施从以下十二点对医疗消毒供应中心机构进行规定，分别为业务用房面积和设施、硬器械及流水线面积、软器械及流水线面积、软式内镜清洗及面积、医用织物清洗消毒、净水处理设施、物流专业区域、办公休息生活区、医疗废物暂存处、微生物或热原等检测、污水处理、工作区域流程（见表2-1）。

表2-1　《医疗消毒供应中心基本标准（试行）》基本设施主要内容

基本设施	具体政策内容
1. 业务用房面积和设施	业务用房使用面积不少于总面积85%，应当具备双路供电或应急发电设施、应急供水储备、蒸汽发生器备用设备、压缩空气备用设备等，重要医疗设备和网络应有不间断电源，保证医疗消毒供应中心正常运营。
2. 硬器械及流水线面积	设置1个硬器械（金属、橡胶、塑胶、高分子材料及其他硬质材料制造的手术器械、硬式内镜等）清洗、消毒、干燥、检查、包装、灭菌、储存、发放流水线的，建筑面积不少于2000平方米。
3. 软器械及流水线面积	设置1个软器械（手术衣、手术盖单等可阻水、阻菌、透气，可穿戴、可折叠的具有双向防护功能的符合手术器械分类目录的感染控制器械，不含普通医用纺织品）清洗、消毒、干燥、检查、折叠、包装、灭菌、储存、发放流水线的，建筑面积不少于2000平方米。
4. 软式内镜清洗及面积	设置1个软式内镜清洗、消毒（灭菌）、干燥、储存、发放流水线的，建筑面积不少于800平方米。
5. 医用织物清洗消毒	开展医用织物清洗消毒，应当符合国家相关法规、规定及标准。
6. 净水处理设施	应当设净水处理设施，建筑面积不少于300平方米。
7. 物流专业区域	应当设配送物流专业区域，建筑面积不少于300平方米。
8. 办公休息生活区	应当设办公及更衣、休息生活区，占总面积的10%~15%。

基本设施	具体政策内容
9. 医疗废物暂存处	应当设置医疗废物暂存处，实行医疗废物分类管理。
10. 微生物或热原等检测	开展微生物或热原等检测，应设置检验室。
11. 污水处理	应当设置污水处理场所。
12. 工作区域流程	相应的工作区域流程应当符合国家相关规定。

数据来源：国家卫生健康委，中物联医疗器械供应链分会整理。

3. 分区布局

分区布局从以下三点对医疗消毒供应中心机构进行规定，分别为主要功能区、辅助功能区、管理区（见表2-2）。

表2-2 《医疗消毒供应中心基本标准（试行）》分区布局主要内容

分区布局	具体政策内容
1. 主要功能区	去污区，检查、折叠、包装及灭菌区，无菌物品存放区及配送物流专区等。
2. 辅助功能区	集中供电、供水、供应蒸汽和清洁剂分配器、医疗废物暂存处、污水处理场所、集中供应医用压缩空气、办公及更衣、休息生活区等。
3. 管理区	质量和安全控制（包括检验室）、医院感染控制、器械设备、物流、信息等管理部门。

数据来源：国家卫生健康委，中物联医疗器械供应链分会整理。

4. 基本设备

基本设备从以下五点对医疗消毒供应中心机构进行规定，分别为清洗手术硬器械、清洗软器械、清洗软式内镜、质量检测设备、信息化设备。

（二）管理规范

管理规范从机构管理、质量管理、安全管理、监督与管理等四个方面对医疗消毒供应中心的管理提出明确要求，并提出医疗消毒供应中心应由卫生健康行政部门审批。

1. 机构管理

管理规范从以下六点对医疗消毒供应中心机构管理进行规范，分别为卫生健康行政部门审批、质量安全管理体系与各项规章管理制度建立落实、配备独立的质量安全管理部门与具备相关专业知识和工作经验的专职人员、财务工作管理监督与分析、后勤管理部门管理与记录、专业人员对设备日常性维护保养和定期检查。

2. 质量管理

管理规范从以下十五点对医疗消毒供应中心质量管理进行规范，分别为人员配置、人员培训考核计划、建立并实施医疗消毒供应中心质量管理体系、完善签订协议、定期进行质量监督检查、建立突发事件应急预案、建立追溯跟踪制度、接受当地卫生健康行政部门的监督管理、人员执业资格管理、遵循标准进行检测、建立中心信息系统、建立医疗消毒供应中心报告发放制度、医疗消毒供应中心报告要求、质量监测合格报告内容应当符合国家相关规定、定期进行安全风险评估。

3. 安全管理

管理规范从以下十点对医疗消毒供应中心安全管理进行规范，分别为规章制度和工作流程、物品交接管理工作、建筑布局、划分区域、换气次数、特殊感染复用器械管理、污水处理、安全设备和个人防护用品、职业暴露事件、危险因素和安全风险进行评估。

4. 监督与管理

管理规范从以下三点对医疗消毒供应中心监督与管理进行规范，分别为卫生健康监督机构检查次数、卫生健康行政部门可以采取的措施、卫生健康行政部门依法依规进行处罚（见表2-3）。

表2-3 《医疗消毒供应中心管理规范（试行）》监督与管理主要内容

要点	具体政策内容
1. 卫生健康监督机构检查次数	各级卫生健康行政部门应当加强对辖区内医疗消毒供应中心的监督管理，卫生健康监督机构每年现场监督检查不少于一次，发现存在质量问题或者安全隐患时，应当责令其立即整改。
2. 卫生健康行政部门可以采取的措施	各级卫生健康行政部门履行监督检查职责时，有权采取下列措施： 1. 对医疗消毒供应中心进行现场检查，了解情况，调查取证。 2. 查阅或者复制医疗消毒供应中心质量和安全管理的有关资料，采集、封存样品。 3. 责令违反本规范及有关规定的医疗消毒供应中心停止违法违规行为。
3. 卫生健康行政部门依法依规进行处罚	对于违反有关法律法规和本规范规定的，卫生健康行政部门应当视情节依法依规进行处罚；构成犯罪的，应当依法追究刑事责任。

数据来源：国家卫生健康委，中物联医疗器械供应链分会整理。

二、质量控制指标

为进一步加强消毒供应质控工作，提升消毒供应中心管理精细化水平，2024年9月，国家卫生健康委医院管理研究所发布了《关于印发消毒供应质量控制指标（2024年版）的通知》（国卫医研函〔2024〕185号），2024年版消毒供应质量控制指标包含复用医疗器械集中管理率、继续教育率、从业人员离职（岗）率、设备设施定期维护/检测完成率、器械清洗效果定期抽检合格率、植入物及外来医疗器械清洗消毒返还合格率、包装合格率、过氧化氢（等离子体）灭菌效果监测合格率等八个指标，为各级消毒供应质控组织和医疗机构在消毒供应和质量管理与控制工作方面提供指导（见表2-4）。

表2-4 消毒供应质量控制指标（2024版）

序号	指标	定义
1	复用医疗器械集中管理率	已实现复用医疗器械集中管理的科室所占比例。
2	继续教育率	指本年度 CSSD 在岗人员通过参加院外培训并取得培训证书（或获得学分）的人数占本年度 CSSD 在岗人员总人数的比例。
3	从业人员离职（岗）率	以年度为单位，CSSD 离职（岗）人数占本年度 CSSD 科室总人数的比例。
4	设备设施定期维护/检测完成率	CSSD 设备设施实际维护/检测的次数与本年度应维护/检测总次数的比例。
5	器械清洗效果定期抽检合格率	指采用目测和半定量/定量检测的方法定期抽检清洗后器械，合格件数占同期清洗后器械抽检总件数的比例。
6	植入物及外来医疗器械清洗消毒返还合格率	使用后经 CSSD 清洗消毒处置合格，返还器械供应商的植入物与外来医疗器械的包数，占同期返还植入物及外来医疗器械的总包数比例。
7	包装合格率	定期抽查待灭菌物品包装合格包数占同期检查包装总包数的比例。
8	过氧化氢（等离子体）灭菌效果监测合格率	过氧化氢（等离子体）灭菌效果监测合格批次占同期同类型灭菌总批次的比例。

数据来源：国家卫生健康委医院管理研究所，中物联医疗器械供应链分会整理。

第二节 我国医疗消毒供应中心相关标准

一、国家层面标准

据不完全统计，关于医疗消毒的国家标准有 59 件，这些标准从各个方面对消毒行业进行规范（见表2-5），其中，由国家卫生计生委发布的三项强制性卫生行业标准与第三方消毒供应中心密切相关,分别为:《医院消毒供应中心 第1部分:管理规范》(WS 310.1—2016)、《医院消毒供应中心 第2部分:清洗消毒及灭菌技术操作规范》(WS 310.2—2016)、《医院消毒供应中心 第3部分:清洗消毒及灭菌效果监测标准》(WS 310.3—2016)。

表2-5 消毒相关国家标准/规范

标准编号	标准/规范名称	发布日期	实施日期	状态
WS 310.1—2016	医院消毒供应中心 第1部分:管理规范	2016-12-27	2017-06-01	现行
WS 310.2—2016	医院消毒供应中心 第2部分:清洗消毒及灭菌技术操作规范	2016-12-27	2017-06-01	现行
WS 310.3—2016	医院消毒供应中心 第3部分:清洗消毒及灭菌效果监测标准	2016-12-27	2017-06-01	现行
GB/T 19633.1—2024	最终灭菌包装材料 第1部分:材料、无菌屏障系统和包装系统的要求	2015-12-10	2016-09-01	现行
WS/T 367—2012	医疗机构消毒技术规范	2012-04-05	2012-08-01	现行
YY/T 0506—2023	病人、医护人员和器械用手术单、手术衣和洁净服	2019-7-24	2020-08-01	现行
GB 15979—2024	一次性使用卫生用品卫生标准	2024-06-25	2024-07-01	现行
GB 15982—2012	医院消毒卫生标准	2012-06-29	2012-11-01	现行
GB 14930.2—2012	食品安全国家标准 消毒剂	2012-04-25	2012-10-25	现行
GB 18281.1—2015	医疗保健产品灭菌 生物指示物 第1部分:通则	2015-12-10	2017-01-01	现行
GB 18281.4—2015	医疗保健产品灭菌 生物指示物 第4部分:干热灭菌用生物指示物	2015-12-10	2017-01-01	现行
GB 18282.1—2015	医疗保健产品灭菌 化学指示物 第1部分:通则	2015-12-10	2017-01-01	现行

标准编号	标准/规范名称	发布日期	实施日期	状态
GB 18282.3—2009	医疗保健产品灭菌 化学指示物 第3部分：用于BD类蒸汽渗透测试的二类指示物系统	2009-11-15	2010-12-01	现行
GB 18282.4—2009	医疗保健产品灭菌 化学指示物 第4部分：用于替代性BD类蒸汽渗透测试的二类指示物	2009-11-15	2010-12-01	现行
GB 18466—2005	医疗机构水污染物排放标准	2005-07-27	2006-01-01	现行
GB 19106—2013	次氯酸钠	2013-11-27	2014-12-01	现行
GB 19192—2003	隐形眼镜护理液卫生要求	2003-06-13	2004-02-01	现行
GB 19192—2003	隐形眼镜护理液卫生要求 第1号修改单	2007-01-18	2007-01-18	现行
GB 27948—2020	空气消毒剂通用要求	2020-04-09	2020-11-01	现行
GB 27949—2020	医疗器械消毒剂通用要求	2020-04-09	2020-11-01	现行
GB 27950—2020	手消毒剂通用要求	2020-04-09	2020-11-01	现行
GB 27951—2021	皮肤消毒剂通用要求	2021-10-11	2022-11-01	现行
GB 27952—2020	普通物体表面消毒剂通用要求	2020-04-09	2020-11-01	现行
GB 27954—2020	黏膜消毒剂通用要求	2020-04-09	2020-11-01	现行
GB 27955—2020	过氧化氢气体等离子体低温灭菌器卫生要求	2020-04-09	2020-11-01	现行
GB 28232—2020	臭氧消毒器卫生要求	2020-04-09	2020-11-01	现行
GB 28233—2020	次氯酸钠发生器卫生要求	2020-04-09	2020-11-01	现行
GB 28234—2020	酸性电解水生成器卫生要求	2020-07-23	2021-08-01	现行
GB 28235—2020	紫外线消毒器卫生要求	2020-04-09	2020-11-01	现行
GB/T 40372—2021	消毒剂灌装生产线通用技术条件	2021-08-20	2022-03-01	现行
GB/T 43839—2024	伴侣动物（宠物）用品安全技术要求	2024-03-15	2024-10-01	现行

标准编号	标准/规范名称	发布日期	实施日期	状态
—	消毒技术规范（2002 年版）	2002-11-15	2003-04-01	现行
GB/T 26371—2020	过氧化物类消毒液卫生要求	2020-06-02	2020-12-01	现行
GB/T 26372—2020	戊二醛消毒剂卫生要求	2020-06-02	2020-12-01	现行
GB/T 26373—2020	醇类消毒剂卫生要求	2020-06-02	2020-12-01	现行
GB/T 27728—2011	湿巾	2011-12-30	2012-07-01	现行
GB/T 27947—2020	酚类消毒剂卫生要求	2020-06-02	2020-12-01	现行
GB/T 33420—2016	压力蒸汽灭菌生物指示物检验方法	2016-12-30	2017-07-01	现行
GB/T 35267—2017	内镜清洗消毒器	2017-12-29	2019-07-01	现行
GB/T 36758—2018	含氯消毒剂卫生要求	2018-09-17	2019-04-01	现行
GB/T 38496—2020	消毒剂安全性毒理学评价程序和方法	2020-03-06	2020-10-01	现行
GB/T 38497—2020	内镜消毒效果评价方法	2020-03-06	2020-10-01	现行
GB/T 38498—2020	消毒剂金属腐蚀性评价方法	2020-03-06	2020-10-01	现行
GB/T 38499—2020	消毒剂稳定性评价方法	2020-03-06	2020-10-01	现行
GB/T 38502—2020	消毒剂实验室杀菌效果检验方法	2020-03-06	2020-10-01	现行
GB/T 38503—2020	消毒剂良好生产规范	2020-03-06	2020-10-01	现行
GB/T 3504—2020	喷雾消毒效果评价方法	2020-03-06	2020-10-01	现行
GB 30689—2014	内镜自动清洗消毒机卫生要求	2014-12-22	2015-07-01	现行
GB 38456—2020	抗菌和抑菌洗剂卫生要求	2020-11-17	2021-12-01	现行
GB 38598—2020	消毒产品标签说明书通用要求	2020-11-17	2021-12-01	现行
GB 38850—2020	消毒剂原料清单及禁限用物质	2020-04-09	2020-11-01	现行
GB 38850—2020	消毒剂原料清单及禁限用物质 第 1 号修改单	2024-04-29	2025-05-01	即将实施
GB/T 23854—2019	溴氯海因	2019-08-30	2020-07-01	现行
GB/T 26366—2021	二氧化氯消毒剂卫生要求	2021-08-20	2022-03-01	现行

标准编号	标准/规范名称	发布日期	实施日期	状态
GB/T 26367—2020	胍类消毒剂卫生要求	2020-06-02	2020-12-01	现行
GB/T 26368—2020	含碘消毒剂卫生要求	2020-06-02	2020-12-01	现行
GB/T 26369—2020	季铵盐类消毒剂卫生要求	2020-06-02	2020-12-01	现行
GB/T 26370—2020	含溴消毒剂卫生要求	2020-06-02	2020-12-01	现行

数据来源：公开信息，中物联医疗器械供应链分会整理。

（一）WS 310.1—2016

WS 310.1—2016 标准主要对 CSSD 的管理要求、基本原则、人员要求、建筑要求、设备设施、耗材要求及水与蒸汽质量要求等方面做出规定。

1. **管理要求**

在管理要求方面，规定了医院、相关部门管理职责与要求、消毒供应中心三部分内容。医院方面，规定了应采取集中管理的方式，对所有需要消毒或灭菌后重复使用的诊疗器械、器具和物品由 CSSD 负责回收、清洗、消毒、灭菌和供应；同时对内镜、口腔器械的清洗消毒，信息化建设，植入物与外来医疗器械的处置等做了具体要求；相关部门管理职责与要求方面，规定了应在主管院长领导下，在各自职权范围内，履行对 CSSD 的相应管理职责，并对主管部门护理管理、医院感染管理、设备及后勤管理等部门需要履行的职责做了规定；消毒供应中心方面，对建立健全岗位职责、质量管理追溯制度等做了具体的规定。

2. **基本原则和人员要求**

在基本原则方面，CSSD 的清洗消毒及监测工作应符合 WS 310.2 和 WS 310.3 的规定。此外，诊疗器械、器具和物品使用后应及时清洗、消毒、灭菌，再处理应符合以下要求：第一，进入人体无菌组织、器官、腔隙，或接触人体破损的皮肤和黏膜的诊疗器械、器具和物品应进行灭菌；第二，接触完整皮肤、黏膜的诊疗器械、器具和物品应进行消毒；第三，被朊病毒、气性坏疽及突发原因不明的传染病病原体污染的诊疗器械、器具和物品，应执行 WS/T 367 的规定。

在人员要求方面，医院应根据 CSSD 的工作量及各岗位需求，科学、合理配置具有执业资格的护士、消毒员和其他工作人员。同时，应建立 CSSD 工作人员的继续教育制度，根据专业进展，开展培训，更新知识。此外，CSSD 的工作人员应当接受与其岗位职责相应的岗位培训，正确掌握以下知识与技能：第一，各类诊疗器械、器具和物品的清洗、消毒、灭菌的知识与技能；第二，相关清洗消毒、灭菌设备的操作规程；第三，职业安全防护原则和方法；第四，医院感染预防与控制的相关知识；第五，相关的法律、法规、标准、规范。

3. 建筑要求

在建筑要求方面，规定了基本原则、基本要求、采用院外服务的要求三部分。基本原则方面，规定了医院 CSSD 的新建、扩建和改建，应遵循医院感染预防与控制的原则，遵守国家法律法规对医院建筑和职业防护的相关要求，进行充分论证；基本要求方面，规定了 CSSD 宜接近手术室、产房和临床科室等，对周围环境进行了要求（周围环境应清洁、无污染源，区域相对独立等），并且规定了建筑布局、工作区域划分应遵循的原则等；在采用院外服务方面，规定了采用其他医院或消毒服务机构提供消毒灭菌服务的医院，应分别设污染器械收集暂存间及灭菌物品交接发放间，两房间应互不交叉、相对独立。

4. 设施设备

在设备设施上，对清洗消毒设备及设施，检查、包装设备，灭菌设备及设施，水处理设备，储存、发放设施等做出了具体的规定（见表 2-6）。

表 2-6　WS 310.1—2016 标准设备设施部分内容

设备设施	具体内容
清洗消毒设备及设施	医院应根据 CSSD 的规模、任务及工作量，合理配置清洗消毒设备及配套设施。设备设施应符合国家相关规定。 应配有污物回收器具、分类台、手工清洗池、压力水枪、压力气枪、超声清洗装置、干燥设备及相应清洗用品等。 应配备机械清洗消毒设备。
检查、包装设备	应配有器械检查台、包装台、器械柜、敷料柜、包装材料切割机、医用热封机、清洁物品装载设备及带光源放大镜、压力气枪、绝缘检测仪等。
灭菌设备及设施	应配有压力蒸汽灭菌器、无菌物品装、卸载设备等。根据需要配备灭菌蒸汽发生器、干热灭菌和低温灭菌及相应的监测设备。各类灭菌设备应符合国家相关标准，并设有配套的辅助设备。
水处理设备	应配有水处理设备。
储存、发放设施	应配备无菌物品存放设施及运送器具等。
气体浓度超标报警器	宜在环氧乙烷、过氧化氢低温等离子、低温甲醛蒸汽灭菌等工作区域配置相应环境有害气体浓度超标报警器。
防护用品	根据工作岗位的不同需要，应配备相应的个人防护用品，包括圆帽、口罩、隔离衣或防水围裙、手套、专用鞋、护目镜、面罩等。去污区应配置洗眼装置。

数据来源：公开信息，中物联医疗器械供应链分会整理。

5. 耗材要求

在耗材要求方面，对医用清洗剂、碱性清洗剂、中性清洗剂、消毒剂、包装材料等方面进行具体规定（见表 2-7）。

表 2-7　WS 310.1—2016 标准耗材要求部分内容

耗材要求	具体内容
医用清洗剂	应符合国家相关标准和规定。根据器械的材质、污染物种类，选择适宜的清洗剂，使用遵循厂家产品说明书。
碱性清洗剂	pH>7.5，对各种有机物有较好的去除作用，对金属腐蚀性小，不会加快返锈的现象。

续　表

耗材要求	具体内容
中性清洗剂	pH6.5~7.5，对金属无腐蚀。
酸性清洗剂	pH<6.5，对无机固体粒子有较好的溶解去除作用，对金属物品的腐蚀性小。
酶清洗剂	含酶的清洗剂，有较强的去污能力，能快速分解蛋白质等多种有机污染物。
消毒剂	应符合国家相关标准和规定，并对器械腐蚀性较低。
医用润滑剂	应为水溶性，与人体组织有较好的相容性。不应影响灭菌介质的穿透性和器械的机械性能。
包装材料	最终灭菌医疗器械包装材料应符合 GB/T 19633 的要求。皱纹纸、无纺布、纺织品还应符合 YY/T 0698.2 的要求，纸袋还应符合 YY/T 0698.4 的要求，纸塑袋还应符合 YY/T 0698.5 的要求，硬质容器还应符合 YY/T 0698.8 的要求。普通棉布应为非漂白织物，除四边外不应有缝线，不应缝补；初次使用前应高温洗涤，脱脂去浆开放式储槽不应用作无菌物品的最终灭菌包装材料。
消毒灭菌监测材料	应符合国家相关标准和规定，在有效期内使用。自制测试标准包应符合 WS/T 367 的相关要求。

数据来源：公开信息，中物联医疗器械供应链分会整理。

6. 水与蒸汽质量要求

对清洗用水和灭菌蒸汽进行了规定。清洗用水应有自来水、热水、软水、经纯化的水供应。自来水水质应符合 GB 5749 的规定；终末漂洗用水的电导率≤15μS/cm（25℃）。灭菌蒸汽供给水的质量指标具体见标准文件。

（二）WS 310.2—2016

WS 310.2—2016 标准主要对 CSSD 诊疗器械、器具和物品处理的基本要求和操作流程进行了规定。基本要求涵盖处理程序、方法选择、效果监测、消毒方式、人员防护及设备使用等方面。操作流程包括回收、分类、清洗、消毒、干燥、器械检查与保养、包装、灭菌、储存、无菌物品发放等环节，并对各环节操作要求进行了规定。

1. 诊疗器械、器具和物品处理的基本要求

对清洗、消毒、灭菌、外来医疗器械及植入物的处置等做了具体要求。第一，通常情况下应遵循先清洗后消毒的处理程序；被朊毒体、气性坏疽及突发原因不明的传染病病原体污染的诊疗器械、器具和物品应遵循WS/T 367的规定进行处理；应根据 WS 310.1 的规定，选择清洗、消毒或灭菌处理方法；清洗、消毒、灭菌效果的监测应符合 WS 310.3 的规定。第二，耐湿、耐热的器械、器具和物品，应首选热力消毒或灭菌方法；应遵循标准预防的原则进行清洗、消毒、灭菌，CSSD 人员防护着装要求应符合附录 A 的规定；设备、器械、物品及耗材使用应遵循生产厂家的使用说明或指导手册。第三，外来医疗器械及植入物的处置应符合以下要求：CSSD 应根据手术通知单接收外来医疗器械及植入物；依据器械供应商提供的器械清单，双方共同清点核查、确认、签名，记录应保存备查；应要求器械供应商送达的外来医疗器械、植入物及盛装容器清洁；应遵循器械供应商提供的外来医疗器械与植入物的清洗、消毒、包装、灭菌方法和参数。急诊手术器械应及时处理；使用后的外来医疗器械，应由 CSSD 清洗消毒后方可交器械供应商。

2. 诊疗器械、器具和物品处理的操作流程

诊疗器械、器具和物品处理的操作流程方面，从回收、分类、清洗、消毒、干燥、器械检查与保养、包装、灭菌、储存、无菌物品发放等十部分进行分析。回收方面，该标准强调了将重复使用和一次性使用的医疗器械分开放置，并将重复使用医疗器械置于封闭的容器中集中回收，该标准还规定了被朊病毒、气性坏疽及突发原因不明的传染病病原体污染的诊疗器械处理方法等；分类方面，应在 CSSD 的去污区进行诊疗器械、器具和物品的清点、核查，应根据器械物品材质、精密程度等进行分类处理；清

洗方面，包括机械清洗、手工清洗，并对两种适用的情况和注意要求进行了规定；消毒方面，对消毒方法等进行了规定；干燥方面，宜首选干燥设备进行干燥处理，根据器械的材质选择适宜的干燥温度；器械检查与保养方面，应采用目测或使用带光源放大镜对干燥后的每件器械、器具和物品进行检查；包装方面，应符合 GB/T 19633 的要求；灭菌方面，根据灭菌方式的不同等做出了不同的要求；储存方面，灭菌后物品应分类、分架存放在无菌物品存放区，一次性使用无菌物品应去除外包装后，进入无菌物品存放区，并对物品摆放等进行了规定；无菌物品发放方面，应遵循先进先出的原则，发放时应确认无菌物品的有效性和包装完好性，植入物应在生物监测合格后，方可发放。

（三）WS 310. 3—2016

WS 310. 3—2016 标准主要对清洗消毒及灭菌效果的监测要求及方法、质量控制过程的记录与可追溯要求等方面进行了规定。明确监测通用要求，如专人负责监测、定期检查耗材质量等，并规范各类设备检测。详述清洗、消毒、灭菌质量的监测要求及方法，包括器械和设备的日常与定期监测、不同消毒灭菌方式的参数及效果监测等，对不合格情况制定处理措施。强调质量控制记录与追溯，涵盖操作过程、监测结果记录，规定记录保存期，明确灭菌标识内容与使用要求，建立召回及持续改进制度，确保消毒供应中心工作安全、规范、可追溯，有效防控医院感染。

1. **监测要求及方法**

在监测要求及方法方面，从通用要求、清洗质量的监测、消毒质量的监测、灭菌质量的监测等四部分进行分析。通用要求方面，应专人负责质量监测工作，定期对医用清洗剂、消毒剂、清洗用水、医用润滑剂、包装材料等进行质量检查，应按照要求对设备进行检测等；清洗质量的监测方面，分为对器械、器具和物品清洗质量的监测和清洗消毒器及其质量的监测等；消毒质量的监测方面，根据不同种类消毒方式等进行监测。

2. 质量控制过程的记录与可追溯要求

在质量控制过程的记录与可追溯要求方面，从过程记录、灭菌标识、召回制度三方面进行规定（见表2-8）。

表2-8　WS 310.3—2016 质量控制过程的记录与可追溯要求

质量控制过程要求	具体内容
过程记录	应建立清洗、消毒、灭菌操作的过程记录，内容包括：a) 应留存清洗消毒器和灭菌器运行参数打印资料或记录。b) 应记录灭菌器每次运行情况，包括灭菌日期、灭菌器编号、批次号、装载的主要物品、灭菌程序号、主要运行参数、操作员签名或代号，及灭菌质量的监测结果等，并存档。应对清洗、消毒、灭菌质量的日常监测和定期监测进行记录。记录应具有可追溯性，清洗、消毒监测资料和记录的保存期应≥6个月，灭菌质量监测资料和记录的保留期应≥3年。
灭菌标识	灭菌标识的要求如下：a) 灭菌包外应有标识，内容包括物品名称、检查打包者姓名或代号、灭菌器编号、批次号、灭菌日期和失效日期；或含有上述内容的信息标识。b) 使用者应检查并确认包内化学指示物是否合格、器械干燥、洁净等，合格方可使用。同时将手术器械包的包外标识留存或记录于手术护理记录单上。c) 如采用信息系统，手术器械包的标识使用后应随器械回到 CSSD 进行追溯记录。
召回制度	应建立持续质量改进制度及措施，发现问题及时处理，并应建立灭菌物品召回制度如下：a) 生物监测不合格时，应通知使用部门停止使用，并召回上次监测合格以来尚未使用的所有灭菌物品。同时应书面报告相关管理部门，说明召回的原因。b) 相关管理部门应通知使用部门对已使用该期间无菌物品的患者进行密切观察。c) 应检查灭菌过程的各个环节，查找灭菌失败的可能原因，并采取相应的改进措施后，重新进行。d) 应对该事件的处理情况进行总结，并向相关管理部门汇报。应定期对监测资料进行总结分析，做到持续质量改进。

数据来源：公开信息，中物联医疗器械供应链分会整理。

（四）WS/T 367—2012

《医疗机构消毒技术规范》WS/T 367—2012 由中华人民共和国卫生部医院感染控制标准专业委员会提出，旨在规范医疗机构的消毒工作，确保医疗环境的安全与卫生。内容主要对医疗机构消毒的管理要求，消毒与灭菌的基本原则，清洗与清洁，消毒与灭菌方法，清洁、消毒与灭菌的效果监测等方面做出规定。明确了医疗机构消毒工作的组织管理、人员培训、设备维护等方面的管理要求；规定了基本要求、方法选择原则和职业防护等消毒、灭菌基本原则；介绍了清洗与清洁的适用范围、方法和注意事项等；详细介绍了常用消毒与灭菌方法，并列明不同等级危险性物品的消毒/灭菌具体的操作步骤和注意事项；强调了清洁、消毒与灭菌效果监测的重要性，并提供了监测方法和评价标准。

二、地方层面标准

据不完全统计，关于消毒的地方标准有 15 件，这些标准从各个方面对消毒行业进行规范。从制定标准的城市来看，上海市制定消毒有关标准最多，达到 4 件（见表 2-9）。

表 2-9　消毒相关地方标准/规范

标准编号	标准名称	发布日期	实施日期	状态	地区
DB31/T 1077—2018	医院消毒社会化供应服务卫生规范	2018-01-17	2018-04-01	现行	上海
DB35/T 1989—2021	医疗消毒供应服务规范	2021-08-17	2021-081-17	现行	福建
DB65/T 2176—2004	高原地区医疗机构消毒灭菌工作规程	2004-12-10	2005-01-01	现行	新疆
DB3502/T 119—2024	医疗机构场地保洁与消毒规范	2024-06-05	2024-06-05	现行	厦门

续 表

标准编号	标准名称	发布日期	实施日期	状态	地区
DB50/T 1675—2024	采供血机构清洁消毒技术规范	2024-10-08	2024-11-08	现行	重庆
DB3206/T 1086—2024	辅助器具清洗消毒服务规范	2024-08-20	2024-08-20	现行	南通
DB14/T 3061—2024	十二指肠镜清洗消毒技术规范	2024-08-07	2024-11-08	现行	山西
DB61/T 1846—2024	养老机构消毒卫生规范	2024-07-02	2024-08-02	现行	北京
DB21/T 3855—2023	口腔综合治疗台水路消毒技术规范	2023-10-30	2023-11-30	现行	北京
DB31/T 397—2021	医源性织物清洗消毒卫生要求	2021-12-22	2021-12-22	现行	上海
DB31/T 1343—2022	医用超声探头消毒卫生要求	2022-02-16	2022-05-01	现行	上海
DB23/T 3011—2021	公用纺织品洗涤消毒服务技术规范	2021-12-16	2022-01-15	现行	黑龙江
DB31/T 1256—2020	消毒产品卫生安全评价信息数据集	2020-11-19	2021-03-01	现行	上海
DB33/T 2208—2019	牙科模型清洗消毒技术规范	2019-07-09	2019-08-09	现行	浙江

数据来源：公开信息，中物联医疗器械供应链分会整理。

（一）DB31/T 1077—2018

《医院消毒社会化供应服务卫生规范》（DB31/T 1077—2018）由上海市质量技术监督局发布，自2018年4月起正式实施。该标准适用于医院消毒社会化供应服务机构和为非本医疗机构提供消毒灭菌服务的医院消毒供应中心，对医院消毒社会化供应服务机构的选址、厂区与厂房、设备设施及材料、技术操作要求、监测要求与方法、管理要求、质量控制等方面进行了规定。

（二）DB35/T 1989—2021

《医疗消毒供应服务规范》（DB35/T 1989—2021）由福建省卫生健康委员会、福建省教育厅归口上报，主管部门为福建省市场监督管理局。该标准2021年8月发布，2021年11月实施。该文件适用于为医疗机构提供医疗消毒供应服务的第三方消毒服务机构，规定了医疗消毒供应服务的基本要求、服务要求、追溯管理系统、监督与考核等相关内容。

第三章

我国第三方医疗消毒
供应中心行业现状

第一节 我国第三方医疗消毒供应中心基本情况

一、第三方医疗消毒供应中心商业模式

依据商业模式的不同，国内医疗消毒供应中心可分为医院自建的消毒供应中心、院企合作消毒供应中心和第三方医疗消毒供应中心，它们在定义、投资模式、主导方等各方面都存在差异。表3-1对三类模式进行了剖析。

表3-1 医疗消毒供应中心商业模式

对比维度	医院自建的消毒供应中心	院企合作消毒供应中心	第三方医疗消毒供应中心
定义	在医疗卫生主管部门指导下，由区域标杆医院自建，为本院和下属医疗机构提供服务。	指医院与龙头企业合作，医院提供场地，企业负责投资和日常运营。	不依托医院内部场地空间，企业自主选址拿地，负责全部建设和运营，向医疗机构提供服务。
投资模式	主要依赖财政投资。	企业负责设备和建设投资，医院提供土地。	企业投资。
管理方式	医院自主管理。	日常管理由医院与企业协商，参照医院标准，企业有一定自主定价权。	企业自主管理。

数据来源：公开信息，中物联医疗器械供应链分会整理。

医院消毒供应中心（室）指在医疗卫生主管部门指导下，由医院自建的消毒供应中心，主要负责本院或下属医院内部所有可重复使用医疗器械、器具、手术衣、手术盖单等物品的清洗、消毒、灭菌工作。还可以通

过与周边医院签订合同的形式，在满足自身医疗用品消毒灭菌需求的基础上，为合同医院提供服务，在建设成本和周期上具备优势，但服务半径有限，行政管理模式下影响运营效率。

院企合作的消毒供应中心一般由标杆三甲医院与龙头企业合作，投资成本和建设周期适中，既能发挥医院的品牌带动效应，也能借助龙头企业的运营管理效率，相较于医院自建消毒供应中心具备一定优势，但由于依托三甲医院建设，服务范围和运营效率同样受限。

第三方医疗消毒供应中心（medical sterile supply centre，MSSC）属于独立的医疗机构，需取得医疗机构执业许可证，建设运营完全脱离于医院，由企业结合市场需求与自身发展战略，合理选址、科学规划，进行市场化运营。作为区域共享中心，服务范围覆盖执业登记所在城市及周边城市医疗机构。该模式虽然投资成本大，但其避免了医院的行政干预，有助于提高管理效率，降低运营成本，越来越多的医院选择向第三方医疗消毒供应中心外包消毒服务。

二、第三方医疗消毒供应中心作业流程

不同的医疗器械清洗消毒有不同的作业流程，根据医疗器械的性质不同，分为硬器械和软器械。硬器械是金属、橡胶、塑胶、高分子等硬质材料制造的诊疗器械、硬式内镜等；软器械是可穿戴、可折叠，阻水、阻菌、透气、不脱絮、防静电、可重复使用、具有双向防护功能的手术衣、手术单等的感染控制Ⅱ类器械的总称。不同医疗器械在医疗消毒供应中心的作业流程有所区别，详见表3-2。

表 3-2 医疗消毒供应中心作业流程

硬器械作业主要流程		软器械作业主要流程	
1. 医院回收	6. 器械二检	1. 医院回收	6. 折叠打包
2. 污物运输	7. 器械包装	2. 污物运输	7. 器械包装
3. 分类清点	8. 器械灭菌	3. 分类清点	8. 器械灭菌
4. 清洗消毒	9. 储存发放	4. 清洗消毒	9. 储存发放
5. 器械一检	10. 无菌物品运输	5. 烘干检查	10. 无菌物品运输

数据来源：中物联医疗器械供应链分会调研整理。

三、第三方医疗消毒供应中心物流管理现状

（一）第三方医疗消毒供应中心物流模式

医疗消毒供应中心物流环节主要包括待灭菌和已灭菌物品在被服务医疗机构和医疗消毒供应中心之间的流转，具体为：被服务医疗机构从消毒供应中心获得灭菌物品，在使用过后进行分类收集，通过回收物品物流运送到消毒服务中心。消毒服务中心收到回收物品后在去污区交接回收，进行消毒灭菌和再处理，在无菌物品存放区进行储存，通过无菌物品物流运送至被服务医疗机构，由被服务医疗机构进行交接后发放使用（见图 3-1）。

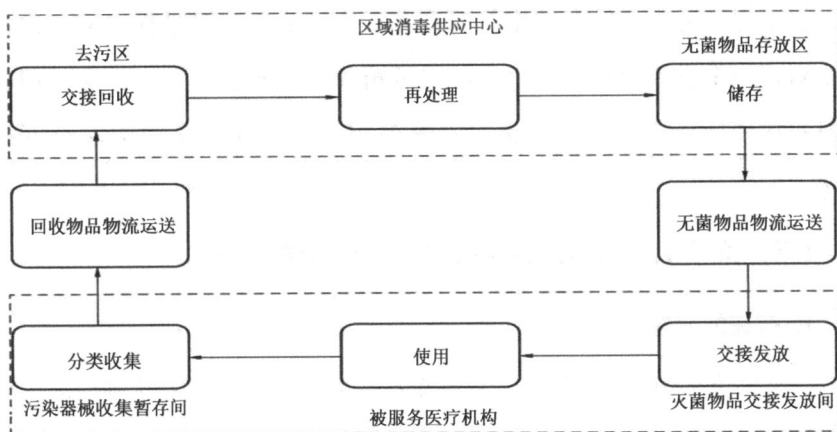

图 3-1 消毒供应中心物流模式

资料来源：《区域消毒供应中心物流配送管理》。

（二）第三方医疗消毒供应中心物流规定

规范的物流管理有助于提高医疗消毒供应中心的运营效率，并且保障医疗服务质量，确保医疗机构消毒灭菌工作的有序进行和重复使用医疗物资的安全、高效流通。《医疗消毒供应中心基本标准（试行）》提到，医疗消毒供应中心应当设配送物流专业区域，建筑面积不少于300平方米。针对不同器械类型配置相应的存储和发放设施、专用密闭洁污分明的运输车辆等。《医院消毒供应中心 第1部分：管理规范》（WS 310.1—2016）明确指出"应保证足够的处置时间，择期手术最晚应于术前日15时前将器械送达CSSD，急诊手术应及时送达"。对运输时间有所规定。

2020年11月，中国医学装备协会发布团体标准《区域消毒供应中心物流配送管理》（T/GAME 23—2020），该标准比较系统的对医疗消毒供应中心物流配送环节提出相关规范要求，对物流配送环节的组织管理和人员管理、运送器具、交通运输车辆、运送器具与交通运输车辆的清洗消毒设备、设施、清洗消毒和质量监控等提出具体要求。如在物品运输过程中保证运输车符合特定的温度和湿度，防止运输过程中的二次污染；对每一个进入消毒供应中心的转运箱和转运车进行彻底消毒，回收工具每次使用后应清洗、消毒、干燥备用，并确保污车和洁车分开停放等。

（三）第三方医疗消毒供应中心物流管理问题及建议

1. 存在的问题

一是物流车辆管理不规范。运输车在运输的过程中不能达到要求的温度和湿度，造成医疗器械污染；物流车辆的存放与清洗区域设置不合理，可能导致车辆污染或交叉感染；转运箱和转运车在使用后未能及时、彻底地进行清洗和消毒等。二是物品转运交接流程不严谨。转运过程中可能存在长时间暴露的风险,增加院感风险;物品交接时,可能出现数量、规格型号偏差或器械损坏等问题。三是物流发放不及时。物流配送时间不合理,可能导致医院科室急需的器械和物品无法及时供应;应急准备不足,如雨雪天气、交通事故等情况下的处理方案不完善。四是物流转运岗位管理松散。岗位人员缺乏专业知识,可能导致器械在搬运过程中受损或污染;岗位人员对车辆的维护保养工作不重视,影响转运车辆的使用状态。

2. 改进建议

第一,建立完善的物流标准,确保消毒供应中心物流运输制度化、标准化。第二,加强物流车辆管理,一方面,物流车辆和工具的温度、湿度和消毒需要符合标准,以免在物流环节发生污染损坏的情节;另一方面,设置专门的物流车辆存放与清洗区域,确保车辆清洁、无污染;此外,对转运箱和转运车进行定期、彻底的清洗和消毒,确保无菌状态。第三,优化物品转运交接流程。制定严格的物品转运交接流程,防止长期暴露和院感风险;在交接时,对物品的数量、规格型号进行仔细核对,确保无误。第四,提高物流发放及时性。制定合理的物流配送时间,确保医院科室能够及时收到所需器械和物品;完善应急准备方案,如雨雪天气、交通事故等情况下的应对措施。第五,强化物流转运岗位管理。对岗位人员进行专业知识培训,提高他们的专业素养和操作技能;加强岗位人员对车辆的维护保养意识,确保转运车辆随时处于良好状态;建立岗位人员的绩效考核机制,激励他们积极履行工作职责。

第二节　我国第三方医疗消毒供应中心发展历程

我国第三方医疗消毒供应中心的发展分为试水探索期、标准建立期和快速发展期三个阶段。

一、试水探索期

2009—2015 年属于试水探索期，虽未有明确指导性政策和规范，但多项鼓励性政策发布，为第三方医疗消毒供应中心的发展奠定了基础。2009年国内首家第三方消毒供应中心由新合力集团在苏州投资成立，同年 4 月，《中共中央国务院关于深化医药卫生体制改革的意见》印发，明确提出鼓励和引导社会资本发展医疗卫生事业；2013 年 9 月国务院发布《关于促进健康服务业发展的若干意见》，指出大力发展第三方服务，为第三方消毒供应事业发展带来机遇；2015 年 6 月国务院办公厅发布《关于促进社会办医加快发展的若干政策措施》，明确提出"鼓励开展合作，在确保医疗安全和满足医疗核心功能前提下，实现医疗机公立医疗机构与社会办医疗机构消毒供应中心（室）等资源共享"，该规定明确了公立医疗机构与社会办医疗机构实现医疗消毒中心资源共享，为第三方消毒供应事业发展奠定基础；2015 年 9 月国务院常务会议中再次重申整合共享检查检验、消毒供应等医疗资源，再次在国家层面肯定了第三方消毒外包服务模式（见表3-3）。

表 3-3 第三方医疗消毒供应中心相关政策/会议

阶段	时间	政策/会议	主要内容
第一阶段:试水探索期	2009 年 4 月	中共中央国务院关于深化医药卫生体制改革的意见	明确提出鼓励和引导社会资本发展医疗卫生事业。
	2013 年 9 月	国务院关于促进健康服务业发展的若干意见	明确培育健康服务业相关支撑产业,大力发展第三方检验检查、评价、研发等第三方健康医疗服务。
	2015 年 6 月	关于促进社会办医加快发展若干政策措施的通知	鼓励公立医疗机构与社会办医疗机构开展合作,实现医疗机构消毒供应中心资源共享。
	2015 年 9 月	国务院常务会议	国务院常务会议中,明确提出整合共享检查检验、消毒供应等医疗资源。

数据来源:公开信息,中物联医疗器械供应链分会整理。

二、标准建立期

2016—2018 年为标准建立期,国家逐步建立第三方医疗消毒供应中心的管理规范和基本标准。2016 年 12 月,国家卫生计生委官网公布了《医院消毒供应中心》(WS 310.1—2016～WS 310.3—2016),这三个标准取代2009 年发布版本,首次增加采用消毒服务机构提供消毒灭菌服务的医院收集、暂存、交接区域的建筑要求,明确医院可采用消毒外包服务。2017 年8 月国家卫生计生委召开例行新闻发布会,宣布新增包括消毒供应中心在内的五类独立设置的医疗机构类别,赋予消毒供应中心医疗机构身份。2018 年 5 月,国家卫生健康委发布《关于印发医疗消毒供应中心等三类医疗机构基本标准和管理规范(试行)的通知》,对医疗消毒供应中心基础设施、消毒设备、人员配置等各个方面进行了要求,并且明确了消毒供应中心需要取得医疗机构执业许可证。至此，第三方医疗消毒供应中心建设和运营有了明确的指导标准和规范（见表3-4）。

表3-4　第三方医疗消毒供应中心相关政策/会议

阶段	时间	政策/会议	主要内容
第二阶段：标准建立期	2016年12月	《医院消毒供应中心》（WS 310.1—2016 ~ WS 310.3—2016）	首次增加采用消毒服务机构提供消毒灭菌服务的医院收集、暂存、交接区域的建筑要求，明确医院可采用消毒外包服务。
	2017年8月	国家卫计委召开例行新闻发布会	宣布新增五类独立设置的医疗机构类别，其中包括消毒供应中心。将独立设置的第三方消毒中心纳入医疗机构管理范畴。
	2017年8月	《关于深化"放管服"改革激发医疗领域投资活力的通知》（国卫法制发〔2017〕43号）	要求制定独立设置的消毒供应中心等五类医疗机构的基本标准及管理规范。
	2018年5月	《关于印发医疗消毒供应中心等三类医疗机构基本标准和管理规范（试行）的通知》（国卫医发〔2018〕11号）	对医疗消毒供应中心科室设置、人员配置、基本设施设备、建筑布局、机构管理、质量管理和安全管理等各个方面提出明确要求。
	2018年6月	《国家卫生健康委员会、国家中医药管理局关于进一步改革完善医疗机构、医师审批工作的通知》（国卫医发〔2018〕19号）	医疗机构可以委托独立设置的医疗消毒供应中心提供医疗消毒供应服务。委托协议可作为医疗机构诊疗科目的登记依据，并在诊疗科目后备注"协议"。

数据来源：公开信息，中物联医疗器械供应链分会整理。

三、快速发展期

2019 年以来,第三方医疗消毒供应中心正处于快速发展期,取证数量逐步增多,多项鼓励政策的出台给第三方消毒供应中心发展带来机遇。2019 年 1 月,国务院办公厅发布《关于加强三级公立医院绩效考核工作的意见》,将医疗安全纳入三级公立医院绩效考核指标体系,促使医院重视感染控制,提升将消毒灭菌服务外包专业第三方医疗消毒供应中心的积极性。2022 年 3 月,国家卫生健康委发布《关于规范公立医院分院区管理的通知》,明确提出集中消毒供应中心,为不同院区提供一体化、同质化服务;2023 年 2 月,国家卫生健康委发布《关于开展紧密型城市医疗集团建设试点工作的通知》,明确紧密型城市医疗集团建立消毒供应等资源共享中心,提高医疗资源配置效率;2024 年 7 月,国家卫生健康委发布《关于印发重点中心乡镇卫生院建设参考标准的通知》,医技科室设置方面,明确提出关于消毒供应室可以与第三方合作或与上级医院合作。这些政策的鼓励给第三方消毒供应中心带来机遇(见表 3-5)。

表 3-5 第三方医疗消毒供应中心相关政策/会议

阶段	时间	政策/会议	主要内容
第三阶段:快速发展期	2019 年 1 月	《国务院办公厅关于加强三级公立医院绩效考核工作的意见》(国办发〔2019〕4 号)	医疗安全纳入医院绩效考核指标体系,为避免医院感染发生,医院更倾向于将消毒灭菌服务外包至专业第三方,为第三方消毒供应中心带来机遇。
	2019 年 6 月	《关于印发促进社会办医持续健康规范发展意见的通知》(国卫医发〔2019〕42 号)	明确了政府支持社会办医力度、简化准入审批、公立医疗机构与社会办医分工合作、完善综合监管体系等内容。

续　表

阶段	时间	政策	主要内容
第三阶段：快速发展期	2020 年 7 月	《卫生机构（组织）分类与代码》	将独立设置的医疗消毒供应中心编码为 P450。
	2022 年 3 月	《国家卫生健康委关于规范公立医院分院区管理的通知》（国卫医发〔2022〕7 号）	明确提出集中消毒供应中心，为不同院区提供一体化、同质化服务。
	2022 年 12 月	国家卫生健康委就政协提出《关于破解民营医院目前发展存在生存瓶颈的提案》进行答复	再次强调鼓励公立医疗机构与社会办医疗机构开展合作，在确保医疗安全和满足医疗核心功能前提下，实现医疗机构消毒供应中心（室）等资源共享。
	2023 年 2 月	《关于开展紧密型城市医疗集团建设试点工作的通知》（国卫医政函〔2023〕27 号）	明确紧密型城市医疗集团建立消毒供应等资源共享中心，提高医疗资源配置效率。
	2024 年 7 月	《关于印发重点中心乡镇卫生院建设参考标准的通知》（国卫办基层函〔2024〕269 号）	医技科室设置方面，关于消毒供应室，明确提出可以与第三方合作或与上级医院合作。

数据来源：公开信息，中物联医疗器械供应链分会整理。

第三节　我国第三方医疗消毒供应中心产业分析

一、第三方医疗消毒供应中心数量及分布

从获批数量来看，根据国家卫生健康委数据，截至 2024 年 11 月 10 日，我国取得医疗机构执业许可证的第三方医疗消毒供应中心数量已达 103 家，存量数据呈不断增长态势，新增数量在 2024 年达到 41 家，迎来爆发式增长，反映出我国医疗消毒供应中心行业的迅猛发展和市场需求的不断扩大（见图 3-2）。

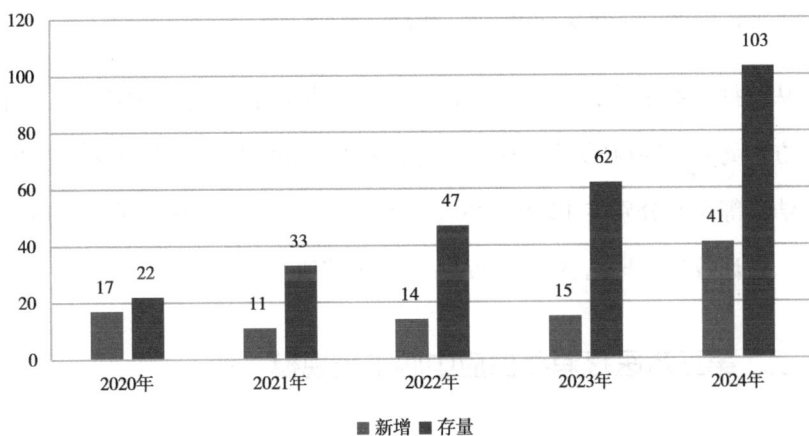

图 3-2　2020—2024 年取证中国第三方医疗消毒供应中心数量（家）

数据来源：国家卫生健康委，中物联医疗器械供应链分会整理。

从地区分布来看，上述已获证的 103 家第三方消毒供应中心主要分布在东部和中部地区。其中，广东省获批 14 家（全国占比 13.6%）、江苏省和山东省各获批 11 家（全国占比均为 10.7%），位列前三，获批数量合计占比 35%，其余省份均未超过 10 家，且有 5 个省份获批数量仅有 1 家，除

此之外，仍有 6 个省份未有第三方消毒供应中心获证，在地区分布间不够均衡（见图 3-3）。

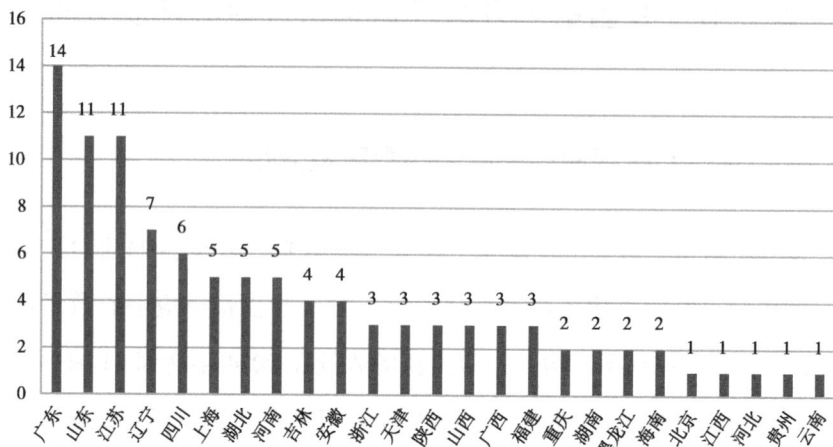

图 3-3　取证第三方消毒供应中心各省份分布（家）

数据来源：国家卫生健康委，中物联医疗器械供应链分会整理。

从获批企业来看，第三方消毒供应中心集团化、连锁化明显。目前，第三方消毒供应中心头部企业中，聚力康、鲸弘医疗、老肯医疗、安特速、洁诺等企业分别有 13 家、13 家、12 家、5 家、4 家医疗消毒供应中心获批，合计数量占比已达 45.63%，领先于其他企业。

二、第三方医疗消毒供应中心市场规模

得益于国家政策的支持、医院内部运营成本的控制以及消毒供应服务需求的不断增加，我国第三方医疗消毒供应中心市场规模不断扩大。根据中物联医疗器械分会调研，截至 2024 年，我国第三方医疗消毒供应中心市场规模约为 90 亿元，其中洗涤部分市场规模 65 亿元左右。预计未来几年，随着医疗改革的深入、分级诊疗的推进以及技术革新的加速，第三方医疗消毒供应中心市场规模将继续保持快速增长。

三、第三方医疗消毒供应中心产业链分析

产业链上游主要为消毒灭菌设备及耗材生产商，主要生产制造各类消毒灭菌设备及灭菌过程所需的耗材。代表企业包括 Steris、Noxilizer 等外资企业，国药器械、新华医疗等国有企业，以及老肯医疗、江汉医疗、迈尔科技等民营企业。

产业链中游即为各第三方医疗消毒供应中心，通过专业化管理和标准化服务，为下游医疗机构提供消毒灭菌服务。这些服务商通常采用区域化、集约化的运营模式，以提高效率和降低成本。主要企业包括聚力康、老肯医疗、鲸弘医疗、国药杰诺、英国新合力等。

产业链下游为各类医疗机构，如医院、口腔门诊、医美机构和社会办医机构等。随着医院数量增加和手术量上升，医院自建消毒供应中心面临资源紧缺、成本高昂等问题，因此越来越多的医院选择将消毒外包给专业的第三方消毒供应服务商。

四、第三方医疗消毒供应中心重点企业

（一）老肯医疗

老肯医疗科技股份有限公司（简称老肯医疗）成立于 1998 年，总部位于成都，业务范围涵盖医用消毒设备制造、医院消毒供应中心和自动化药房整体解决方案以及医院消毒灭菌外包服务。该公司是中国最大的医用消毒设备制造商之一，成功研制国内第一台医用空气消毒机、第一台低温等离子消毒设备，一举打破国际巨头垄断；成功研发的灭菌设备填补了国内多项空白。经过 20 多年发展，该公司累计申请专利 500 余项，其中发明专利近 200 项。依托设备制造优势，老肯医疗已迅速成为中国区域化第三方消毒外包服

务龙头企业。截至 2024 年 11 月 10 日，已有四川、湖北、广东、广西、安徽、重庆、贵阳、云南和浙江等地 12 个医疗消毒供应中心取得医疗机构执业许可证。

（二）聚力康

聚力康灭菌技术有限公司（简称聚力康）成立于 2010 年，专注于为各级医疗机构提供可重复使用的诊疗器械、器具、洁净手术衣、手术盖单等物品的清洗、消毒、灭菌以及无菌物品供应服务。该公司配有全自动、信息化、双门通道式清洗、消毒、灭菌等设备，清洗消毒用水均为一级反渗透的纯化水，灭菌用蒸汽采用二级反渗透纯化水经纯蒸汽发生器产生的纯蒸汽，既能更好地保证清洗灭菌质量，又能延长器械的使用寿命。此外，聚力康通过专业的信息管理软件实现对无菌包整个流程的全面追溯，可追踪到无菌物品在回收、清洗、包装、灭菌、储存、发放等每一流通环节的详细操作日志和机器运行的各项物理参数。截至 2024 年 11 月 10 日，聚力康在 11 个省（市）的 13 家医疗消毒供应中心已取得医疗机构执业许可证。

（三）鲸弘医疗

上海鲸弘医疗科技集团有限公司（简称鲸弘医疗）成立于 2021 年，总部位于上海，是一家专注于为医疗机构专业提供"消毒供应整体解决方案"的企业，业务范围涵盖医用硬器械、医用软器械和医用纺织物消毒服务。截至 2024 年 11 月 10 日，鲸弘医疗在 12 个省（市）的 13 个医疗消毒供应中心已取得医疗机构执业许可证。

（四）洁诺医疗

洁诺医疗管理集团有限公司（简称洁诺医疗）成立于 2014 年，总部位于上海，是国药控股旗下的医疗消毒物品供应保障中心和服务平台，为全国医疗机构提供标准化、安全经济的消毒灭菌服务。凭借先进的生产、管理经验，洁诺医疗在国内投资建设了七家子公司及区域医疗消毒供应中心，并属于首批取得医疗机构执业许可证的企业，业务范围覆盖上海、广东、湖北、河北、贵州多地，形成了集团化发展。

第四章

我国第三方医疗消毒
供应中心发展趋势

第一节　第三方医疗消毒供应中心面临的挑战

第三方医疗消毒供应中心在日常运营中可能会遇到多种挑战和痛点，这些问题如果不妥善处理，可能会影响消毒灭菌服务的质量和效率。

一、人力资源问题

一是专业技能要求高。消毒和灭菌工作涉及复杂的设备操作和严格的流程管理，要求员工具备专业的技能和知识，高技能要求使得招聘合适的人才变得更加困难，同时培训新员工也需要较长时间和资源投入。二是专业素质参差不齐。一方面，部分工作人员对消毒供应中心的作用、地位和其在医院建设中的深远影响认识不足，工作责任心不强；另一方面，工作人员可能缺乏专业知识和技能，无法正确操作和管理消毒物品。三是人员流动性较大。由于工作压力大、工作环境较为单一，以及可能的职业发展限制，员工流动性较高。高员工流动率增加了招聘和培训成本，同时也影响了团队的稳定性和连续性。

二、监管趋严问题

随着感控工作作为"一票否决"项纳入医疗机构等级评审、绩效考核、评优评先等工作，医院对消毒灭菌工作日益重视。《医疗消毒供应中心基本标准（试行）》和《医疗消毒供应中心管理规范（试行）》的发布也对医疗消毒供应中心的建设及运营管理提出了更为严格的要求，随着监管要求持续走高，医疗消毒供应中心合规运营压力也日益增加。

三、技术更新问题

一是专业设备陈旧。陈旧的设备可能需要更长的时间来完成同样的工作，增加能源消耗，降低整体工作效率。此外，老旧设备更容易出现故障，增加了维护成本和停机时间。二是自动化水平低有待提高。手动操作不仅效率低下，而且容易因操作不当导致消毒不彻底，从而增加交叉感染的风险。三是数据管理不足。数据管理不足会导致信息不透明，难以进行质量控制和审计，同时也影响了应急响应能力和决策制定。四是创新能力需要不断提高。技术创新滞后会导致服务效率低下，无法满足日益增长的医疗服务需求，同时也可能错失提高服务质量的机会。

第二节　第三方医疗消毒供应中心发展趋势

第三方医疗消毒供应中心作为医疗体系中不可或缺的一环，在保障医疗环境安全方面发挥着至关重要的作用，我国第三方医疗消毒供应中心已进入快速发展期，面临以下发展趋势。

一、人力资源专业化

随着医疗消毒灭菌要求的不断提高，医疗消毒供应中心人力资源专业化发展是提升服务质量的基础。一方面，专业技能要求提高。消毒供应中心工作环节多，各环节需严格遵循卫生标准与流程，从业者要有扎实的医学基础、丰富的实践经验及专业技能。医疗技术进步也带来新的器械和消毒方法，从业者需持续更新知识技能。另一方面，人力资源专业化培养受重视。诸多医疗机构通过建立完善培训体系，为人员提供持续教育，还加强与教育机构合作，共同培养专业人才。此外，人才引进与激励机制愈发健全。消毒供应中心通过提升薪资、提供职业发展机会、建立考核体系等，激发人员积极性。同时，加强行业交流合作，提升知名度，吸引更多人才。

二、服务质量不断提升

医疗消毒供应中心不再局限于提供基础的消毒服务，转向为医疗机构提供完整的消毒解决方案，涵盖从设备清洗、消毒、灭菌到储存和配送的一站式服务流程，进一步减轻医疗机构的负担。此外，随着医疗技术的不断进步和医疗环境的日益改善，医疗机构对消毒供应中心的服务需求也越来越个性化。因此，消毒供应中心需要不断提升自身的服务质量和灵活性，以满足不同医疗机构的需求。

三、技术创新与升级

医疗消毒供应中心的技术创新与升级主要体现在数智化发展和新技术应用两个方面。数智化方面，主要是对数字化和智能化技术的应用，提升消毒供应中心的工作效率和服务质量。包括引入自动化清洗消毒设备进行消毒灭菌操作；通过智能化物流系统实现自动识别、分类、输送和存储等；同时建立覆盖回收、清洗消毒、打包、灭菌、存储、发放及使用等各环节的全程追溯系统，实现流程透明化，保障器械质量全程可追溯。技术升级方面，主要包括普及应用紫外线、臭氧等高效环保消毒技术，提升消毒效果的同时满足绿色、可持续发展理念。此外，针对医疗器械不断升级变化，医疗消毒供应中心应不断提升处理各种复杂器械的能力，以满足医疗机构需求。

四、品牌连锁化发展

随着医疗消毒供应需求不断增长，各类企业投入不断加大，行业头部企业均重视自身品牌建设，在全国范围内选址布点，扩大品牌影响力。此外，连锁化经营借助统一的管理制度和运营体系，促进区域优势资源跨界流动，实现内部优势互补，同时还有利于降低管理运营风险，实现规模效应。因此行业逐渐呈现品牌化、连锁化发展态势。

五、产业链整合

随着企业数量增加，行业迈入快速发展期，产业链整合也成为必然趋势，企业通过横向、纵向整合获得优势资源，增强市场竞争力。例如，美国最大感控设备生产商 Steris 通过收购世界第二大消毒外包服务商 Synergy 打通了从设备研发、生产制造、设备销售到消毒服务、工程规划、感控管理的一体化服务，成为世界最大的医疗消毒解决方案综合服务商；国内第三方医疗消毒供应服务领跑者聚力康与医疗器械生产商新华医疗、民营区域医药流通龙头企业海王生物达成合作，实现了优势资源整合，致力于从消毒灭菌服务商向手术室协同管理综合服务商转变；老肯医疗与 Synergy、国药集团共同建设第三方消毒供应中心，实现了强强联合等。

第五章

我国医用织物洗涤消毒
管理现状与发展趋势

第一节 医用织物洗涤消毒管理现状

医用织物洗涤消毒管理涉及医院内可重复使用的纺织品，包括患者使用的衣物、床单、被罩、手术巾、医护人员工作服等各类纺织品的卫生处理，是医疗机构感染控制的重要组成部分，也是预防交叉感染、保障医疗安全的重要环节。目前国家已出台一系列关于医用织物洗涤消毒的规范和标准，如《医用织物洗涤与消毒管理与技术规范》（WS/T 508—2016）等，以规范医用织物洗涤消毒管理工作，确保医用织物的清洁度和消毒效果达到要求，降低医院感染风险，保障患者和医护人员的安全。按照文件层级，本文将相关文件分为法规、标准、地方标准三个层级，详见表5-1，并选取重要文件分别进行阐述。

表5-1 医用织物洗涤消毒管理相关法规及技术规范

序号	层级	文件名称	实施时间	发文机构
1	法规	中华人民共和国传染病防治法（修正本）	2013年6月	中华人民共和国第十二届全国人民代表大会常务委员会
2		消毒管理办法	2002年7月	国家卫生部
3		消毒技术规范	2002年11月	国家卫生部
4		医院感染管理办法	2006年9月	国家卫生部
5		洗染业管理办法	2007年7月	国家环保总局
6		国家卫生计生委办公厅关于加强医疗机构医用织物洗涤消毒管理工作的通知	2015年	国家卫生计生委

序号	层级	文件名称	实施时间	发文机构
7	全国标准	医院消毒供应中心 第3部分：清洗消毒及灭菌效果监测标准	2016年12月	国家卫生计生委
8		医院消毒卫生标准	2012年11月	国家卫生部
9		医疗机构消毒技术规范	2012年8月	国家卫生部
10		医院医用织物洗涤消毒技术规范	2017年6月	国家卫生计生委
11	地方标准	可重复使用医用织物洗涤消毒技术规范	2012年6月	湖北省质量技术监督局
12		医源性织物清洗消毒卫生要求	2022年4月	上海市市场监督管理局
13		上海市消毒管理办法	2023年2月	上海市人民政府

一、法规层面

国家卫生计生委办公厅于2015年9月印发的《关于加强医疗机构医用织物洗涤消毒管理工作的通知》（国卫办医函〔2015〕708号）对医用织物洗涤消毒管理提出了明确的规定和要求，这些规定对于提升医用织物洗涤消毒质量、预防医院感染、提升医院管理水平和改善患者就医体验具有重要意义。医疗机构应严格遵守相关规定，加强洗涤消毒管理，为患者提供更加安全、可靠的医疗服务。

1. 充分认识加强医用织物洗涤消毒管理的重要性

医用织物作为特殊的医用物品，多数将接触患者和医务人员皮肤。加强医疗机构医用织物洗涤消毒管理，对于提高医院管理水平、预防医院感染、改善患者就医体验具有重要意义。各级卫生计生行政部门和医疗机构应当充分认识加强医用织物洗涤消毒管理的重要性，落实医疗机构对本机构医用织物洗涤消毒的主体责任，强化责任意识。

2. 加强医用织物洗涤消毒管理，保障洗涤消毒质量

自行洗涤消毒的医疗机构应完善组织管理框架，加强制度建设，加强洗衣房环境卫生管理，加强环节管理，加强洗涤消毒质量控制，加强人员培训。

医用织物交由社会化洗涤服务机构洗涤消毒的医疗机构，应认真审核社会化洗涤服务机构资质，加强对洗涤消毒后医用织物的质量验收和反馈。

3. 加强对医用织物洗涤消毒的监督管理

各级卫生计生行政部门应当加强对医疗机构医用织物洗涤消毒工作的监督管理，定期开展综合性和专项督导检查，及时发现并纠正存在的问题。

对与无资质或者不符合质量要求的社会化洗涤服务机构合作，存在潜在医院感染风险的情况，一经查实，应当立即依法、依规严肃处理。

二、全国标准层面

《医院消毒卫生标准》和《医院医用织物洗涤消毒技术规范》对医用织物洗涤消毒管理提出了详细且具体的规定，这些规定旨在确保医用织物的清洁度和安全性，从而降低医院感染的风险。以下是对该规范中相关规定及其意义的详细解读。

1. 医用织物的分类

感染性织物：被隔离的感染性疾病患者使用后，或者被患者血液、体液、分泌物（不包括汗液）和排泄物等污染，具有潜在生物污染风险的医用织物。

脏污织物：医院内除感染性织物以外的其他所有使用的医用织物。

2. 洗涤消毒要求

感染性织物应采用专机洗涤、消毒，首选热洗涤方法。脏污织物应根据其污染程度和风险类别进行分类洗涤、消毒。洗涤消毒过程中应使用符合规定的洗涤剂、消毒剂，并确保其有效性和安全性。

3. 分类收集与储存

感染性织物应在患者床边密闭收集，并放入专用水溶性包装袋或橘红色标识的收集袋中。脏污织物应采用可重复使用的专用布袋或包装箱（桶）收集，也可使用一次性专用塑料包装袋盛装。使用后的医用织物和清洁织物应分别存放于专用盛装容器、柜架内，并有明显标识。

4. 设备与环境

洗衣房应独立设置，远离诊疗区域，并按照"两区三通道"的要求进行布局。清洁区和污染区应有完全的隔离屏障，且空气流动方向应由清洁区到污染区。洗涤消毒设备应定期维护和保养，确保其正常运行和消毒效果。

5. 人员培训

操作人员应接受岗前培训和定期岗位培训，了解医用织物洗涤消毒的基础理论和专业知识。操作人员应熟练掌握洗涤消毒设备的操作技能，并遵守安全防护规定。

6. 质量监控与评价标准

应定期对医用织物进行微生物指标、洁净度指标和消毒效果指标的检测。根据检测结果，判定医用织物是否为不合格品，并采取相应的处置措施。

三、地方标准层面

(一) 可重复使用医用织物洗涤消毒技术规范

1. 分类与标识

医用织物应根据其使用对象和污染程度进行分类，如感染性织物、普通污染织物和清洁织物等。不同类别的织物应使用不同颜色的收集袋或容器进行密闭收集，并有明确的标识，以便区分和处理。

2. 收集与运输

感染性织物应在患者床边密闭收集，并立即装入专用收集袋中，避免在运输过程中造成二次污染。运输工具应专用、密封，并有明确的标识，每次完成运输任务后应进行清洁和消毒。

3. 洗涤与消毒

医用织物应采用专用的洗涤设备进行洗涤和消毒，确保洗涤和消毒效果。洗涤过程中应根据织物的材质、污渍性质和程度选择合适的洗涤剂和洗涤程序。消毒方法可采用高温热水、高温干热或化学消毒剂等，确保消毒效果符合规定。

4. 储存与发放

洗涤消毒后的医用织物应储存在干燥、洁净的专用储存区域，避免受到二次污染。织物的储存和发放应有明确的记录和流程，确保织物的可追溯性和安全性。

5. 质量控制与监测

应定期对洗涤消毒后的医用织物进行微生物指标、洁净度指标和消毒效果指标的检测。

根据检测结果，及时调整洗涤消毒工艺和流程，确保医用织物的卫生和质量。

6. 人员培训与管理

从事医用织物洗涤消毒工作的人员应接受专业培训，掌握相关知识和技能。应建立完善的人员管理制度，包括人员健康监测、个人防护用品使用等，确保工作人员的安全和健康。

（二）医源性织物清洗消毒卫生要求

《医源性织物清洗消毒卫生要求》对医用织物洗涤消毒管理提出了详细且严格的规定，这些规定旨在规范医用织物的清洗消毒流程，确保其卫生安全，从而有效预防和控制院内交叉感染。以下是对该要求中相关规定及其意义的详细阐述。

1. 选址与布局

医疗机构内设置的医源性织物清洗消毒部门应为独立区域，周围环境应保持清洁卫生，并远离诊疗区域，以减少交叉污染的风险。工作区域应按照医源性织物清洗消毒流程设置清洁区与污染区，两区之间应有实质性完全隔断，并设有缓冲区。

2. 设施设备

应选用合格的专用洗涤和干燥设备，如卫生隔离式洗衣脱水机和隧道式洗衣机，确保清洗消毒效果。清洗消毒设备应按照产品说明书使用，并定期进行维护和检修。

3. 分类收集与运送

医用织物应根据其污染性质和程度进行分类收集，如感染性织物、脏污织物等，并分别使用专用收集袋进行密闭收集。感染性织物应在患者床边密闭收集，并立即装入有生物危害警示标识的橘黄色塑料袋中。脏污织物和清洁织物应分别使用专用运输工具进行运送，避免交叉污染。

4. 洗涤消毒方法

感染性织物应先进行预洗，去除血、脓、便等有机物，然后再进行主洗和消毒处理。主洗时应选择适当的温度和时间，如主洗温度75℃、时间不小于30分钟，或主洗温度80℃、时间不小于10分钟等，确保消毒效果。清洗消毒后的医用织物应采用烘干机进行烘干，烘干的温度应不小于60℃。

5. 储存与发放

清洗消毒后的医用织物应储存在干燥、洁净的专用储存区域，避免受到二次污染。织物的储存和发放应有明确的记录和流程，确保织物的可追溯性和安全性。

6. 卫生要求与监测

工作区域应保持清洁卫生，定期进行消毒处理。应定期对医用织物进行微生物指标、洁净度指标和消毒效果指标的检测，确保符合卫生标准。

第二节　医用织物洗涤消毒流程及要求

一、医用织物洗涤消毒工作流程

医用织物洗涤消毒工作流程，必须在《医院医用织物洗涤消毒技术规范》（WS/T 508—2016）要求的基础上进行制定与执行（见图5-1）。

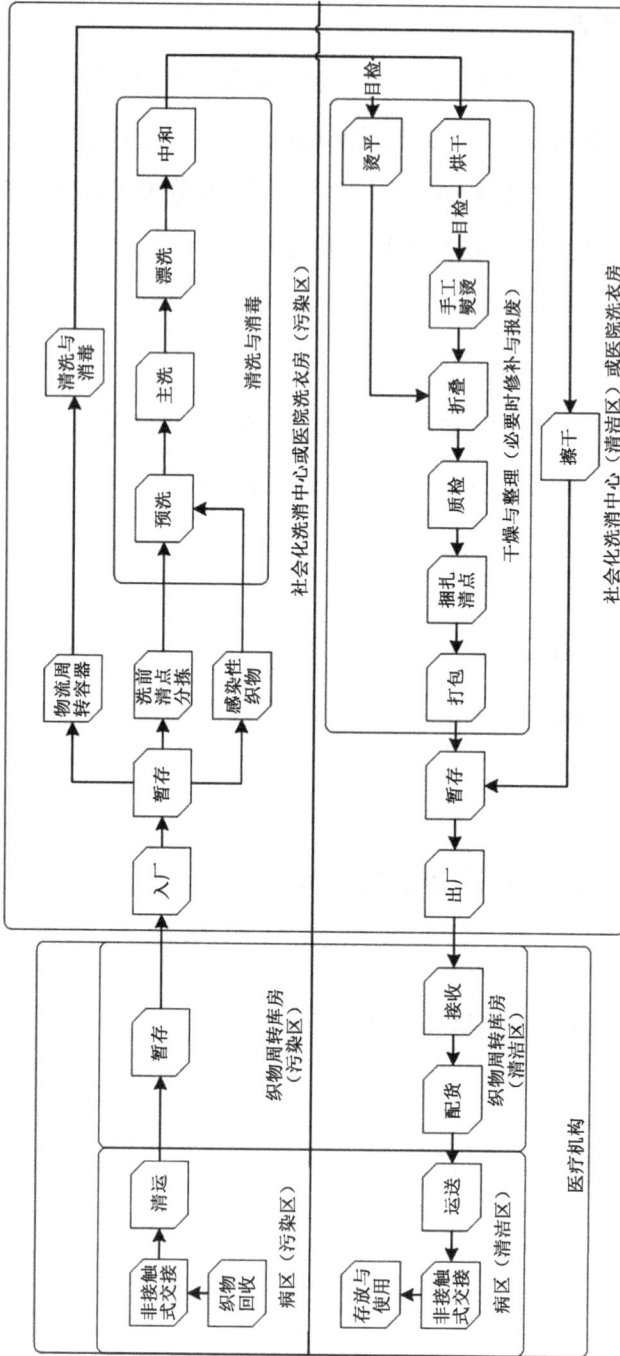

图5-1 医用织物洗涤消毒工作流程图

数据来源：《医院医用织物洗涤消毒技术规范》，中物联医疗器械供应链分会整理。

二、医用织物洗涤消毒工作要求

（一）医用织物院内回收及转运

1. 医用织物院内回收工作原则

（1）科室暂存场所：各科室应设置织物回收暂存区域，并确保在这些暂存区域中对织物进行恰当的分类。

（2）医院设立周转库：周转库应具备封闭性，并且应有明确的分类系统，以便医用织物的统一分类、回收和集中处理。

（3）必须遵循操作规范：必须实施分类回收以降低交叉污染的风险，减少抖动，遵循标识原则（例如：感染性织物的收集袋应采用橘红色，并标有"感染性织物"字样），确保包装袋密封，回收织物的包装袋和包装箱必须经过清洗和消毒等。

（4）时间错峰：专人负责回收，避开医院就诊治疗高峰时间。

（5）分类回收：不同类别、不同批次、不同污染类型的织物进行分类回收，避免交叉感染。

（6）织物回收使用专用包装：包装材料可采用包装袋、包装箱或包装桶等形式，但严禁使用织物本身作为回收织物的包装介质。

2. 医用织物院内回收工作流程（科室暂存场所）

（1）床上用品（被服、床单、枕套）：医护人员值班使用的床上用品与病房内床上用品应分别进行回收处理；当患者出院、转院或医用织物遭受污染时，必须立即进行更换；在回收过程中，应避免抖动以防止尘埃扩散；确保床上用品正面朝上，以防止污渍或异物被包裹其中，并需检查床上用品是否遗留有个人物品或异物。

（2）服装类织物回收：医疗人员的工作服与病患的服装需分别进行回收处理；在回收过程中，必须对服装的各个部位，包括所有口袋，进行细致检查，以确保没有私人财物或异物遗留，尤其是注意尖锐物品如签字笔、针头、别针等。

（3）手术室、治疗室医用织物回收：手术衣、洗手衣裤、手术洞巾及手术铺单应分别存放，并进行分类回收处理；务必核对数量，确保清点与铺台数量相符；同时，须仔细检查并移除所有织物外部的异物。

3. 医用织物院内回收工作要求（科室暂存场所）

（1）对于明显受到污染的织物，应当单独分类并进行回收处理；

（2）对于已确认受到感染的织物，必须使用专门的感染织物包装袋进行密封，并明确标注相关标识；

（3）所有回收的织物在科室暂存区域的存放时间不得超过48小时。

4. 医用织物院内转运工作流程（院内周转库）

（1）人员准备：人员已接受专业培训，对医用织物的分类有充分了解；能够熟练掌握操作流程及注意事项；掌握消毒隔离的相关知识。

（2）环境及物品准备：确保周转库环境清洁有序，光照充足；转运工具车、织物包装材料、交接单据、手套、口罩等必需品均需准备完善。

（3）执行流程：

①按照不同院区、不同类别、不同批次、不同污染类型等分类进行分类接收。

②洗消公司和院内人员做好明细交接，并双方签字确认。

③回收后，做好周转库环境清洁整理。

5. 医用织物院内转运工作要求（院内周转库）

（1）专用的织物回收包装：专用包装布、包装袋——适用于对干燥的织物进行回收；专用包装箱或包装桶——适用于对潮湿或者感染性织物进行封闭包装回收；所有包装工具应做好密封（包装袋扎带封口，包装箱/桶加盖密封）。

（2）分类收集，避免交叉感染：根据医用织物的使用对象、污染性质、污染程度进行合理分类。

（3）避免抖动：分类及收集时，尽量减少抖动，减少扬尘对环境的污染。

（4）织物数量交接：交接工作必须清楚，信息准确，并由双方签字确认。

（5）专用转运工具，指定线路：在转运过程中，应用专用的转运工具，在错峰时间，在指定线路上，完成科室暂存场所向周转库的转运。

（6）着装规范：回收人员应该着装规范，做好防护，避免发生职业暴露。

（二）医用织物院外转运

1. 医用织物院外转运原则

（1）全程规范化管理：确保医用织物回收的包装、装载、运输及交接等环节均受到严格监控。

（2）专人负责：医用织物转运的每个环节都经过细致分解，并由指定人员进行管理。

（3）专用工具：在分类运送过程中，使用专用工具确保使用后织物与洁净物品分开，明确标识，避免交叉污染和逆向运输。

（4）运输工具消毒原则：运输车辆、包装及运送工具在使用后必须进行彻底清洗、消毒和干燥，以备再次使用。

（5）错峰原则：织物在院内转运至院外时，应遵循既定的指定路线，并采取错峰运输原则，以减少院内外物流及人员冲突。

2. 医用织物院外转运流程

（1）人员准备：洗消中心工作人员熟悉院内线路，同时，必须熟练掌握污染织物的运送要求以及相应的操作规程。

（2）环境及物品准备：需确保转运车辆处于可用状态，转运包装材料准备妥当，并且完成消毒清洁工作。此外，相关的个人防护装备如手套、口罩以及消毒剂等必须备齐，以确保工作顺利进行。

（3）执行流程：

①提前做好准备工作。

②在错峰时间，在院内按照指定路线转运。

③完成织物分类及数量清点，双方签字确认。

④转运完成后，对车辆、运输包装进行清洗、消毒、干燥工作以备下次使用。

3. 医用织物院外转运要求

（1）减少身体直接接触：严禁用身体直接搬运或挤压织物包装，防止遗漏的注射器等尖锐物品刺伤人员。

（2）禁止拖拽：织物包装严禁在地面上拖拽，必须使用转运车辆进行转运。

（3）交接工作：必须清楚，信息准确，并由双方签字确认。

（4）织物容器消毒：所有织物容器（运输车、转运袋/箱/桶）在使用前必须进行清洁、消毒、干燥处理。

（三）医用织物接收及分拣

1. 医用织物接收及分拣原则

（1）接收及分拣工作，应在洗消中心的污染区进行。

（2）按照织物类别、用途、污染情况进行归类放置。

（3）注意核对类别及数量。

2. 医用织物接收及分拣流程

（1）人员准备：人员经过培训，熟悉场景医用织物类别，能准确识别不同科室、不同医院的织物标识；掌握操作流程和注意事项；熟悉消毒隔离知识。

（2）环境及物品准备：污染区和清洁区严格分开，且相互之间无空气流通；各区域应保持环境整洁，光线和通风良好；接收记录单及防护用品如手套、口罩等配备齐全。

（3）执行流程：

①交接工作必须清楚，信息准确，并由双方签字确认。

②按照不同院区、不同类别、不同批次、不同污染类型等信息进行接收及分拣。

③检出织物之外的所有异物，如发现个人财物等物品，应及时做好登记，进行妥善保管，并按照程序归还。

④如发现织物及织物包装破损，配件缺失等情况，应做好记录，并进行上报。

⑤感染性织物应专区设置，不宜开包分拣，有明显污染的织物也应专区设置。

3. 医用织物接收及分拣要求

（1）着装规范：回收人员应该着装规范，做好防护，避免发生职业暴露。

（2）交接工作必须清楚，信息准确，并由双方签字确认。

（3）分离医用织物异物中的刀片、针头等尖锐物品时，必须借助工具，避免徒手抓取，防止受伤及感染。

（4）分拣出的医用垃圾要进行严格分类、单独处理、防止外流，避免二次污染。

（5）分拣时发现个人财物及医疗用品，应及时做好登记，并进行上报，积极寻找失主，严禁占为己有。

（6）采用水溶性包装袋盛装感染性织物的，不分拣，应在密闭状态下直接投入洗涤设备内。

（四）医用织物清洗及消毒

1. 医用织物洗涤及消毒原则

（1）选择设备原则：应选择经国家检测合格的专用洗涤消毒设备及物品，并符合医院感控需求。

（2）遵循织物分类原则：按照不同院区、不同类别、不同批次、不同污染类型等分类进行洗涤消毒。对于新生儿、婴儿的医用织物、手术室的医用织物、布巾等特殊织物应单独洗涤。

（3）一般污染织物：遵循先洗涤后消毒原则。

（4）感染性织物不宜手工洗涤，应用专业隔离式洗涤设备进行洗涤；对于不耐热的感染织物在预洗环节进行消毒；对于被朊病毒、气性坏疽、突发不明原因传染病或其他有明确规定的传染病病原体污染的感染性织物，以及多重耐药菌感染或定植患者使用后的织物，需要先进行消毒处理后再进行洗涤。

2. 医用织物洗涤及消毒流程

（1）人员准备：工作人员经过合格培训，熟悉医用织物洗涤消毒操作技能，掌握操作流程和注意事项，熟悉消毒洗涤知识，并严格着装，做好防护。

（2）环境及物品准备：污染区和清洁消毒区分离，按照相关规范要求保持环境整洁度；洗涤消毒用品、水电、洗消设备、污水处理设备等物品工具准备。

（3）手工洗涤：

①根据织物类别选择搓洗、刷洗、揉洗、拎洗等合理洗涤方式。

②使用流动水进行漂洗。

③按照规定要求进行消毒。

④根据需要添加适量中和剂，确保最后一次漂洗时，水的 pH 值维持在 5.8~6.5。

⑤洗涤后，按照规定要求对环境进行清洁和消毒。

（4）机器洗涤：

①做好信息填写及交接。

②严格按照规定要求，分机、分批进行洗涤消毒。

③选择合适的容量。

④按照要求进行织物装载。

⑤根据不同织物选择合适的洗涤消毒步骤（包括预洗、主洗、漂洗、消毒、中和等）。

⑥做好信息填写及交接。

⑦洗涤后，按照规定要求对环境和设备进行清洁和消毒。

3. 医用织物洗涤及消毒要求

（1）工作人员、工作环境、卫生状况、洗涤用品以及相关设备必须满足规定及标准，工作人员需严格遵守着装规定，以防止职业性暴露风险。

（2）必须严格遵守设备的安全操作规程，确保操作安全。

（3）必须严格遵守织物分类洗涤的规定，注意将不同颜色的织物分开洗涤，避免染色。

（4）必须认真填写每一批次的洗涤消毒记录卡，确保信息的完整性、清晰性、准确性以及可追溯性。

（5）对于婴幼儿及免疫力低下等特殊患者使用的织物，在洗涤过程中应适量添加柔顺剂，以使织物柔软、蓬松且不产生静电，从而减少对皮肤的潜在伤害。

（6）主洗过程应遵循逐步降温的原则，以防止因遇冷而收缩，避免污物被收缩至纤维内部，同时避免产生褶皱。

（7）在使用腐蚀性较强的化学试剂时，应预先掌握正确用量，以减少对织物的潜在损害。

（五）医用织物烘干、熨烫、折叠、打包

1. 医用织物烘干、熨烫、折叠工作原则

（1）选择设备原则：应选择经国家检测合格的专用烘干、熨烫、折叠设备，并符合医院感控需求。

（2）程序参数设置原则：根据不同织物类型及物理特性选择合适的参数。

（3）正确操作原则：严格执行设备操作规范及流程。

（4）分批分类原则：不同院区、不同类别、不同批次，进行分批烘干熨烫。

2. 医用织物烘干工作流程

（1）人员、设备、环境准备。

（2）烘干设备选择：静态烘干——适用于品质较好或者特殊材料的织物，主要为烘干房和干衣柜两种；动态烘干——适用于耐张力强、耐磨损的织物，主要为单体式和贯穿式烘干机两种。

（3）检查交接卡信息和织物是否吻合。

（4）打开仓门选择合适的容量，并将织物抖散防止缠绕。

（5）关闭仓门执行烘干操作，并进行工作观察，完成烘干。

（6）开启仓门，取出织物并将其放置于转运车中，并再次检查交接卡，核对织物信息。

（7）做好信息填写及交接。

（8）烘干完成后，清洁烘干设备中的织物残留及绒毛，关闭设备并进行日常维护保养。

3. 医用织物熨烫工作流程

（1）人员、设备、环境准备。

（2）熨烫设备选择：整体熨烫——适用于结构简单，无纽扣、拉链等附件的织物，如床单、被套、桌布等；逐步熨烫——适用于结构复杂，带纽扣、拉链的织物，如工作服，洗手衣裤等。

（3）所有织物必须经过洗涤消毒，且无污渍破损，若发现污渍需要返洗，若发现破损请放置于指定位置，进行返洗缝补。

（4）打开熨烫设备进行预热。

（5）合理按照操作规范进行熨烫。

（6）熨烫完毕做好信息填写及交接。

（7）熨烫完成后，关闭设备，并进行设备维护保养。

4. 医用织物折叠、打包工作流程

（1）人员、设备、工具、环境准备。

（2）部分织物折叠前进行灯检（如需要缝补报废的织物单独放置，后续进行缝补报废处理）

（3）根据织物特点选择合适的折叠方式（机器折叠、手工折叠等）

（4）按照织物院区、批次、类别进行打包。

（5）对于后续需进行灭菌处理的医用织物（如：洗手衣裤、手术服等）要根据规范标准进行打包。

（6）打包后，做好填写好织物标签，须注明科室名称、织物名称数量等信息。

（7）做好信息填写及交接。

（8）按照规定要求对环境和设备进行清洁和消毒。

5. 医用织物烘干、熨烫、折叠、打包工作要求

（1）工作人员必须经过培训，培训合格后才能上岗，操作过程中，必

须保证规范着装，避免职业暴露和对织物的二次污染。

（2）所有操作都必须在清洁区进行，在操作之后必须进行环境及物品准备，保证物品干净卫生，符合标准及规范，避免织物二次污染。

（3）所有操作都必须遵循织物分批原则（不同材质、不同类别、不同院区等）。

（4）织物在转运流转时，必须有专用的转运工具，禁止拖曳，防止织物损坏。

（5）所有打包好的织物必须贴有标签，展示科室、织物类别、数量等信息，便于科室使用。

（六）医用织物运输及发放

1. 医用织物运输工作原则

（1）全程化管理原则：装载、运输、交接整个流程处于严格控制之下，并可以溯源。

（2）分工管理，责任到人：各个环节进行拆分，责任到人。

（3）封闭管理，洁污分开：运送由专车负责，标识清楚，织物包装封闭，车辆中不得与其他物品混装。

（4）转运时，应检查标签信息是否完整、是否有遗漏。

2. 医用织物运输工作流程（院内周转库）

（1）转运车辆做好清洁、消毒、干燥工作。

（2）人员及物品准备（转运推车、免洗消毒剂、转运交接单）。

（3）车辆进行院内运输时，应错峰运输，按照规定路线进行运输。

（4）在院内换用转运推车进行转运。

（5）转运至院内周转库后，和医院对接人对接，对照织物包装标识核对数量、批次、确认后双方签字。

3. 医用织物运输工作要求（院内周转库）

（1）运输人员严格着装。

（2）同一批次转运多家医院清洁织物时，应有实际隔离。

（3）在转运及返回时，应按照院方需求，按照指定路线，错峰进行转运及返回。

（4）转运干净织物，必须放置于周转库清洁区，严禁受到污染区污染。

（5）转运过程中，若干净织物发生暴露或污染，应返回重新进行洗涤消毒。

（6）配送完成后，应对转运车辆、转运推车进行清洁、消毒、干燥备用。

4. 医用织物发放工作原则

（1）专人专岗负责：及时准确了解科室需求，按时按量完成科室发放。

（2）遵循先进先出原则，保证织物合理流转使用。

（3）出入库记录准确，账物相符。

（4）干净织物应在医院清洁区进行发放，原则上不得在病房等非清洁区发放，避免二次污染。

5. 医用织物发放工作流程

（1）提前清洁好发放环境，保证发放环境干净卫生。

（2）提前准备好转运工具、消毒剂等必需物品。

（3）根据科室需求数量、种类、发放时间等需求进行发放工作。

（4）与科室接收人员进行清点，数据准确之后签字确认。

（5）科室接收后，应按照规范需求，将织物临时存储备用。

（6）科室在使用手术衣、洗手衣裤等使用前必须进行灭菌的织物时，必须提前进行灭菌操作。

6. 医用织物发放工作要求

（1）干净织物存储时间不得超过 30 天。

（2）交接时，科室人员可按标准进行抽查，质量不合格的织物可以拒收。

（3）使用时，发现质量不合格织物做好标记，进行返洗消毒。

（4）发放时，必须做好保护措施，避免二次污染。

（5）科室临时存储时，必须将清洁后的织物放置于清洁区。

（七）充分利用好数据，做好洗涤消毒运营工作

1. 利用好数据原因

在医疗机构的后勤体系中，医用织物的洗涤与消毒环节占据着至关重要的地位。随着数字化时代的到来，医院的运营与管理正逐步向智能化与数字化转型。在医用织物洗涤与消毒流程中，重视数据的作用能够有效地推动医用织物全生命周期的管理，从而提升医院后勤管理的效率与质量。

2. 数据产生的价值

（1）打破信息孤岛，提供核算依据：通过系统化数据收集与存储，实现医用织物流转各环节的互联互通，确保织物的洗涤次数、流转时长、归属科室等关键数据得以准确记录并加以利用，从而促进科室成本核算与绩效评估，并为国有资产财务审计提供精确的数据支持。

（2）优化供应链管理，辅助运营决策：利用数据分析，能预测并调整医用织物需求量，提前做好洗涤消毒准备工作。通过定期生成的数据报表，管理人员能够掌握运营状况，及时做出决策。

（3）加强后勤合规性，实现溯源闭环：详尽的数据将涵盖登记、入库、投放、收发、洗涤、周转至报废等各环节，实现非接触式闭环管理，确保数据的准确性，可实时监控织物使用寿命和使用状况，可通过数据识别需更换织物，保障医用织物洗涤记录的透明度，确保始终使用符合卫生标准的织物，提升医院合规性。

（4）建立反馈机制，持续优化服务：通过数据收集，建立医院用户反馈机制，全面及时地收集医护人员和患者对服务的意见，以持续优化运营流程。

（5）辅助运营决策，实现降本增效：实时掌握医用织物使用情况、洗涤次数、报损率等关键指标，以便进行统计分析，为管理决策提供数据支撑。例如，医院后勤部门能够实时了解并分析各科室合理申领数量及报损率，减少库存积压浪费，并实时掌握各阶段、各批次织物洗涤消毒的成本。

3. 如何更好地获取数据

在医用织物的洗涤与消毒管理过程中，信息化管理技术的应用可显著提高数据获取的效率。当前，硬件主要包括 RFID 标签及其识别设备、物联柜；而软件方面则是涵盖了包括手机端以及管理端在内的织物信息管理平台。

（1）RFID 标签及其识别设备：通过在每件医用织物上缝制含有唯一标识码的 RFID 标签，并配合相应的识别设备，使得在织物流转和清点过程中无须拆包，即可避免二次污染。同时，数据能够实时同步至织物管理平台，从而实时掌握织物的收发、报损、周转库存以及科室实时库存等信息，极大地提升了医用织物的运营效率。

（2）物联柜：一种内置 RFID 扫描功能的智能化存储设备，它确保了清洁织物的上架和领用，以及使用后医用织物的回收和清运。物联网存储柜能够实时展现织物的动态数据，服务人员可以在线实时监控织物存储情况，便于提前调配供应资源，确保一线需求得到满足。此外，配送和临床人员通过实现"非接触"交接，有效提升了医院感染控制的管理水平。

（3）织物信息管理平台（手机端）：可通过 App、微信小程序、微信公众号等多种形式帮助临床人员，临床人员可根据病区需求在手机端进行下单申请，医院后勤人员根据需求进行配送，实现了工作服申请流程的规范化和信息化管理，同时临床人员可对织物使用情况进行反馈。

（4）织物信息管理平台（管理端）：后勤管理人员可以随时获取织物的库存、转运、洗涤消毒次数、报损以及使用情况等数据进行后勤决策，从而提升运营效率。同时，通过获取科室的反馈信息，进一步提高服务水平。

第三节　医用织物洗涤消毒管理发展趋势

一、WS/T 508 修订情况

据悉，《医院医用织物洗涤消毒技术规范》（WS/T 508—2016）正在修订中，WS/T 508 修订本主要内容：明确了医疗机构及洗涤消毒作业场所（包括医疗机构洗衣房、洗涤消毒作业场所和社会化洗涤服务机构）的管理要求、人员防护要求，洗涤消毒作业场所和织物周转库房的建筑布局与设施要求，洗涤和烘干设备用品及洗涤用水要求，数字化智能系统技术要求，医用织物分类收集、运送、分拣与储存操作要求，明确了医用织物洗涤消毒的原则与方法、洗涤设备及环境的消毒与杀虫管理，明确了清洁织物卫生质量要求，包括感官指标、理化指标、微生物指标等。

二、管理发展趋势

规范化与标准化、信息化与智能化、社会化与专业化、绿色化与环保化将成为医用织物洗涤消毒管理的未来发展趋势。

规范化与标准化方面，随着医疗技术的不断进步和医院感染控制意识的提高，医用织物洗涤消毒管理的规范化和标准化将成为必然趋势。医疗机构将更加注重对医用织物洗涤消毒过程的监管和控制，确保每个环节都符合相关标准和规范。同时，相关部门也将继续完善医用织物洗涤消毒的相关标准和法规，为医疗机构提供更为明确的指导和依据。

信息化与智能化方面，信息化和智能化技术的发展将为医用织物洗涤消毒管理带来新的变革。通过引入物联网、大数据、人工智能等先进技术，医疗机构可以实现对医用织物洗涤消毒过程的实时监控和数据分析，提高管理效率和准确性。例如，利用 RFID 技术可以高效统计织物使用和丢失情况，采用织物智能回收柜可以实现织物高效周转，从而降低管理成本。同时，随着医疗机构信息化和智慧化水平的提升，"全院一张床"管理模式逐步推广，医用织物管理系统将更紧密地融入医院整体管理平台。通过与医疗机构管理平台的全面对接，构建真正意义上的"一站式"后勤保障体系。

社会化与专业化方面，医用织物洗涤消毒工作的社会化与专业化趋势将更加明显。随着医疗机构后勤管理社会化的推进，越来越多的医疗机构将医用织物洗涤消毒工作承包给社会化洗涤服务公司。这些公司通常具备更为专业的洗涤消毒技术和设备，能够为医疗机构提供更为高效、安全的服务。同时，社会化洗涤服务公司为应对正在形成的激烈竞争态势，已由传统的洗消服务模式逐步转向提供洗消、租赁与智能化服务一体化模式（"洗租智"模式）；医院不再自行采购医用织物，而是由这些专业公司通过租赁方式提供使用服务，同时社会化洗涤服务公司还负责所提供医用织物的洗消及数字化智能管理服务，新的服务模式正在推动整个行业的专业化水平不断提升。

绿色化与环保化方面，随着全球对环境保护意识的增强，医用织物洗涤消毒管理的绿色化和环保化将成为重要趋势。医疗机构和洗涤服务公司将更加注重使用环保型洗涤剂和消毒剂、可复用新型医用功能性面料，减少对环境的污染和破坏。同时，他们还将积极探索和推广节能、减排的洗涤消毒技术和方法，降低能源消耗和废弃物排放。

第六章

国外医疗消毒供应中心
发展概况

第一节　国外医疗消毒供应中心发展现状

一、设施与设备

国外医疗消毒供应中心普遍配备了先进的清洗、消毒和灭菌设备。例如，美国约翰·霍普金斯医院的消毒供应中心拥有功能强大的信息系统，可同时满足流程监控、沟通反馈和质量管理需求。此外，该中心还采用了以手术室需求为导向的工作排班模式，提升了器械处置周转效率，降低了维护成本。其消毒产品种类多样，包括化学消毒剂（如氯制剂、酒精、过氯化氢等）、高温蒸汽灭菌设备和低温灭菌设备。

欧盟各国也建立了相应的国家标准，医疗器械的清洗、消毒和灭菌设备采用统一标准，确保医疗机械的安全和有效使用。很多医院使用的消毒产品和设备都必须经过严格的评估和认证，以符合国家标准。欧洲医院常用的消毒产品包括广谱消毒剂、表面消毒剂和手消毒剂，同时采用高温蒸汽灭菌及专门的灭菌设备，覆盖了各类消毒需求，确保充分消毒。

日本在医疗消毒领域的技术应用也处于领先地位，尤其是在高科技设备的使用上。例如，许多医院配备自动消毒机器人和 UVC 紫外线消毒灯，可以在短时间内高效完成消毒任务。日本医院使用的消毒产品包括各类化学消毒剂和专用灭菌设备，能满足不同医疗场景需求。

二、管理与运作

国外医疗消毒供应中心的管理以集中管理为主，并制定了标准化流程。例如，美国大部分大型医院采用了集中管理模式，设有中央消毒供应中心，负责集中管理消毒产品的采购、存储和分发，以确保消毒产品的质量和供给的及时性。医院在日常操作中也会依据感染风险制定详细的消毒标准和流程。像美国约翰·霍普金斯医院 CSP（消毒供应中心）的全面详尽的质量监控措施，优化库存管理系统，提高了消毒产品的使用效率，减少了浪费，确保了质量监控无死角并得到有效持续的改进。

许多欧洲国家的医院也采用集中管理模式，由专门的消毒供应中心负责整个医院的消毒需求。例如，德国和瑞士大型医院通常设立专门的消毒供应中心，一般还会配备专业人员，制定标准化的消毒流程，确保所有医疗机械和设备的消毒符合国家标准。还有一些国家推动区域医院之间的合作，形成区域性消毒供应中心，共享资源和技术，减少冗余投资，提高资源利用率和消毒效率。

日本医院同样普遍采用集中管理模式，由感染控制委员会负责消毒和灭菌的所有工作。医院内部各部门密切合作，共同制定消毒流程。例如，手术室、消毒供应中心和感染控制部门之间消息共享，确保医疗器械在使用前后得到充分消毒。

三、技术应用

国外医疗消毒供应中心注重技术研发和创新，不断投入资金和人力研发新的清洗、消毒、灭菌技术和设备。一是多元灭菌技术的应用。除传统高温高压蒸汽灭菌外，低温等离子灭菌、环氧乙烷灭菌、过氧化氢低温等离子体灭菌、即 UVC 紫外线消毒灯消毒等多种灭菌方法广泛应用，满足不同医疗器械灭菌需求，在消毒效果和环保方面均有一定优势。二是消毒产品的更新。积极引入生物技术应用与纳米材料，如在消毒产品中使用纳米银、纳米二氧化钛等，显著提升抗菌性能。三是自动化技术应用。注重将新的自动化技术应用于实践，如利用机器人进行器械清洗和消毒。普遍采用先进的自动化清洗设备，像超声波清洗机、喷淋式清洗机等，能根据器械类型和污染程度自动调整清洗参数，高效、彻底地清洗医疗器械。

四、人员配置与培训

国外医疗消毒供应中心人员配置包括专业的医护人员、技术人员和管理人员等。他们各司其职，共同确保消毒供应工作的顺利进行。此外，国外医院还注重员工的培训和教育，定期举办培训课程和研讨会，提高员工的专业水平和操作技能。比如日本就建立了严格的培训体系，以确保医疗人员掌握最新的消毒技术和流程。

第二节　国外医疗消毒供应中心的典型案例

一、美国约翰·霍普金斯医院[1]

约翰·霍普金斯医院成立于 1889 年，至今已有 130 多年的历史。其大学护理学院居全美第一，医院在全美综合排名也名列前茅。该医院是约翰斯·霍普金斯大学医学院的教学研究单位，在医学教育和研究领域具有极高的声誉。从科室设置与人员配置来看，该医院拥有众多先进的医疗设施，包括 33 间最先进的手术室，以及配备各种先进医疗设备的大型放射诊断室等，这些设施为患者提供了高质量的医疗服务；从科研实力与成果来看，约翰·霍普金斯医院在科研方面取得了丰硕的成果，医院的研究成果不仅发表在顶级医学期刊上，还转化为临床实践，医院获得了大量来自美

---

[1]　部分资料参考第四军医大学西京医院宋向阳所著《美国约翰霍普金斯医院消毒供应中心管理实践启示》。

国国立卫生研究院（NIH）的资助，在全美科研机构中排名前列。从国际合作与交流来看，作为一所国际化的医疗机构，约翰·霍普金斯医院积极开展国际合作与交流。它与世界各地的医疗机构、学术团体建立了合作关系，共同推动医学事业的发展，医院还吸引了来自全球各地的患者前来就医，为他们提供优质的医疗服务。同时，医院也为中国患者赴美治疗打开了就医便捷通道，促进了中美之间的医疗交流与合作。

该医院的消毒供应中心（CSP）管理科学、设施先进，其信息系统功能强大，可同时满足流程监控、沟通反馈和质量管理需求。医院开放床位近1200张，员工约9800人，日均手术百余例。CSP共有员工73名，负责全院手术器械清洗、消毒灭菌工作。因地理位置不同，CSP分为中心CSP、眼科CSP及门诊CSP三部分，均属于中心CSP统一管理。在中心CSP，无菌物品存储和发放由另一个部门——SI（surgical inventory）管理，因工作关系密切，两部门地理位置紧邻，便于物品转运。眼科及门诊CSP因规模较小，也负责无菌物品存储及发放工作。以手术室需求为导向的工作排班模式提升了器械处置周转效率，降低了维护成本。全面详尽的质量监控措施确保了质量监控无死角并得到有效持续的改进。

在人员管理方面，所有员工必须取得美国IAHCSMM认证的资质方可从事CSP工作。管理人员级别由上至下分别为主任1人、经理2人、质管专员2人、器械维修专员2人、主管7人、员工59人。此外，员工按资质和年限分IP1、IP2、IP3三个层级以及DTA（decontamination transport association，去污回收人员）。主管主要负责所属区域人员的排班、组织、管理，同时也参与部分日常工作。在排班方面，消毒供应中心实行早班（早7点至下午3点）、晚班（下午3点至晚上11点）、夜班（晚上11点至早7点）大三班排班模式，体现24小时为临床服务。每个班次人员相对固定，晚班人力配备最多，其次是早班和夜班，保证所有手术器械使用后都能够及时转运至CSP去污区进行处置。门诊CSP和眼科CSP因只有日间手术，所以仅排日间班次。

在质量控制与管理方面，每日每班次主管组长负责检查所属人员工作，记录质量缺陷，质量缺陷条目从器械清洁度、功能状态、数量是否相符，有无包内指示卡，到包装材料缺陷、湿包等，所有质量缺陷均划分为小项目进行汇总统计。每日通过邮件上报，每月汇总分析，进行质量缺陷反馈，并将各类缺陷数据变化趋势张贴公示。

二、美国康涅狄格大学医院

美国康涅狄格大学医院成立于 1935 年，是康涅狄格州最大的公立医院之一，其在医学教育和研究领域具有较高的声誉，是美国顶尖的学术医疗中心之一。在科室设置与人员配置方面，该医院设有多个专科中心，包括心血管病中心、癌症中心、神经病学中心、消化疾病中心等，这些中心为患者提供专业的医疗服务，涵盖了各种常见和复杂的疾病。该院拥有众多优秀的医生和医疗专业人员，其中不乏在各自领域具有丰富经验和专业知识的专家。他们在临床治疗、手术操作以及医学研究等方面都具备较高的水平。在科研实力与成果方面，作为一家学术医疗中心，康涅狄格大学医院在医学研究方面投入了大量的资源，医院的研究人员积极参与各种科研项目，涉及基础医学、临床医学和公共卫生等多个领域。此外，康涅狄格大学医院取得了许多重要的科研成果，这些成果不仅为医学科学的发展做出了贡献，也为临床治疗提供了新的方法和思路。

美国康涅狄格大学医院是一所充满活力的综合学术医疗中心，其消毒供应中心作为医院运营的一个重要组成部分，不仅配备了完善而先进的清洗、消毒及灭菌设备，而且通过专业的管理和运作，确保了无菌器械的清洗、消毒和供应，保障了病人的安全。

三、比利时杰萨医院

比利时杰萨医院是欧洲较大的医疗集团之一，经过多年的发展，它已成为比利时乃至欧洲地区的重要医疗机构。在科室设置与人员配置方面，设有多个专科中心，涵盖了心血管病、癌症、神经病学、消化疾病等多个领域，这些中心为患者提供专业的医疗服务，能够满足不同患者的医疗需求。同时，比利时杰萨医院拥有众多优秀的医生和医疗专业人员，他们在各自的专业领域具有丰富的经验和专业知识。医院注重团队协作，通过多学科的合作为患者提供全面的诊疗服务。在科研实力与成果方面，作为一家学术医疗中心，杰萨医院在医学研究方面投入了大量的资源。医院的研究人员积极参与各种科研项目，涉及基础医学、临床医学和公共卫生等多个领域。

比利时杰萨医院消毒供应中心严格遵从当地最高标准的法规来进行管理和运作。该中心为杰萨医院的三个分院提供无菌物品的供应。现代化的无菌物品转运设施、高效的清洗消毒清洗及灭菌设备，以及信息化管理系统和科学的管理流程等，确保了杰萨医院无菌物品供应的质量和效率。

第三节 国外医疗消毒供应中心的经验借鉴

一、加强设施建设

国内医疗消毒供应中心应借鉴国外经验，加强设施建设。包括引进先进的清洗、消毒和灭菌设备，提高设备的使用效率和安全性。同时，还应注重信息化建设，建立完善的信息管理系统，实现流程监控、沟通反馈和质量管理等功能的集成。

二、完善管理体系

国内医疗消毒供应中心应借鉴国外科学的管理体系。包括制定严格的操作规程和质量标准，建立全面的质量监控措施，确保质量监控无死角并得到有效持续的改进。同时，还应注重员工的培训和教育，提高员工的专业水平和操作技能。

三、推广先进技术

国内医疗消毒供应中心应借鉴国外先进的技术应用经验。包括推广蒸汽消毒、环氧乙烷消毒和电子束辐射消毒等先进技术，提高消毒效果和安全性。同时，还应注重将新技术应用于实际工作中，如使用机器人进行器械清洗和消毒等，提高工作效率和质量。

四、优化人员配置

国内医疗消毒供应中心应借鉴国外合理的人员配置经验。包括引进专业的医护人员、技术人员和管理人员等，形成一支高素质、专业化的团队。同时，还应注重员工的培训和教育，提高员工的专业水平和操作技能，确保消毒供应工作的顺利进行。

第七章

典型企业案例研究

第一节 同济医院医用织物精细化管理

一、同济医院介绍

华中科技大学同济医学院附属同济医院（简称同济医院）由德国医师埃里希·宝隆于 1900 年创建于上海，1955 年迁至武汉，经过 120 余年的建设与发展，如今已成为学科门类齐全、英才名医荟萃、师资力量雄厚、医疗技术精湛、诊疗设备先进、科研实力强大、管理方法科学的，集医疗、教学、科创、公共卫生和医院管理研究为一体的现代化综合性国家卫生健康委委管医院，综合实力居国内医院前列。该医院现有汉口院区、光谷院区、中法新城院区、军山创新基地等院区，设 65 个临床和医技科室。

二、医院希望解决的问题

医用织物管理作为医院后勤保障内容中不可缺少的部分，传统的手工作业方法存在二次感染风险、收发清点烦琐、未知原因丢失、报废无法跟踪等管理问题。根据《医院医用织物洗涤消毒技术规范》（WS/T 508—2016）对医院医用织物分类收集、运送与储存、洗涤消毒的基本要求，实现同济医院医用织物的洗涤、交接、盘点、库存的全生命周期精细化管理。

三、案例涉及的技术及应用

（一）RFID 标签

通过几款 RFID 电子标签，在抗干扰和防损坏性等医学环境中的实验比较，同济医院选择了一款超高频（UHF，ultra high frequency）电子标签用于医用织物 RFID 洗涤管理，该标签可植入医用织物中，既满足医用织物在日常洗涤、烘干、烫平、消毒等过程中对标签洗涤寿命和读取误差率的要求，又不会对其他医疗设备或病人做放射或影像等检查造成干扰。

（二）RFID 扫描识别终端

主要解决医用织物在流转过程中清点问题。主要有三类 RFID 扫描终端（见图 7-1）：

（1）手持移动端：用于日常交接时小批量的织物数量核对；

（2）隧道机和扫描柜：用于洗涤消毒交接及出入库等大批量的织物清点；

（3）工作台：用于织物的检查、打包、缝补、盘点等日常工作的固定工作台。

这些识别终端中 RFID 阅读器，可利用电磁散射原理，在 2 米距离范围内批量读取 UHF 电子标签，读取准确率高达 99.9%。

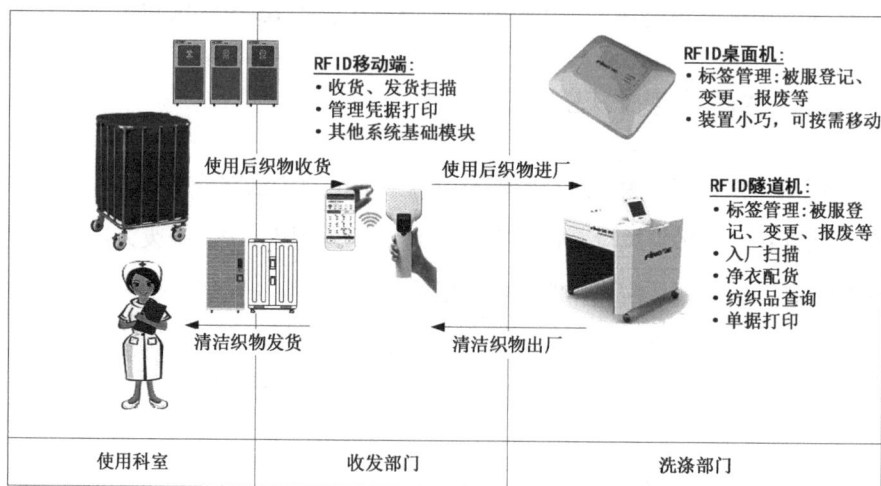

RFID移动端：
- 收货、发货扫描
- 管理凭据打印
- 其他系统基础模块

RFID桌面机：
- 标签管理：被服登记、变更、报废等
- 装置小巧，可按需移动

RFID隧道机：
- 标签管理：被服登记、变更、报废等
- 入厂扫描
- 净衣配货
- 纺织品查询
- 单据打印

使用后织物收货　　使用后织物进厂

清洁织物发货　　清洁织物出厂

| 使用科室 | 收发部门 | 洗涤部门 |

图 7-1　医用织物流转示意图

（三）物联柜

物联柜是一种内置 RFID 阅读器的智能化存储设备，在满足净衣上柜、净衣领用、污衣回收、污衣清运的同时，可实现动态数据实时呈现。管理人员在线实时掌握净衣存储，便于事先调配供应资源，保障一线所需。配送和临床人员实现交接"非接触"，大大降低感染风险（见图 7-2、图 7-3）。

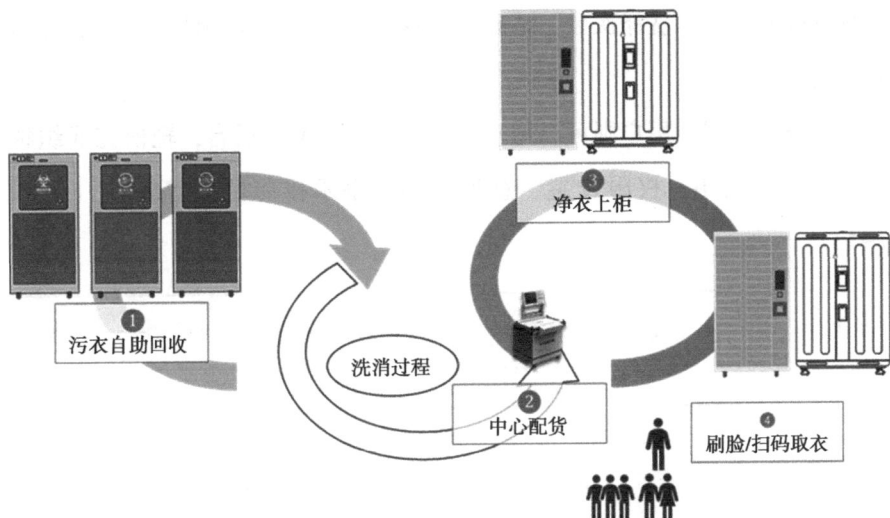

图 7-2 实名或大小号工服智能物联柜使用流程

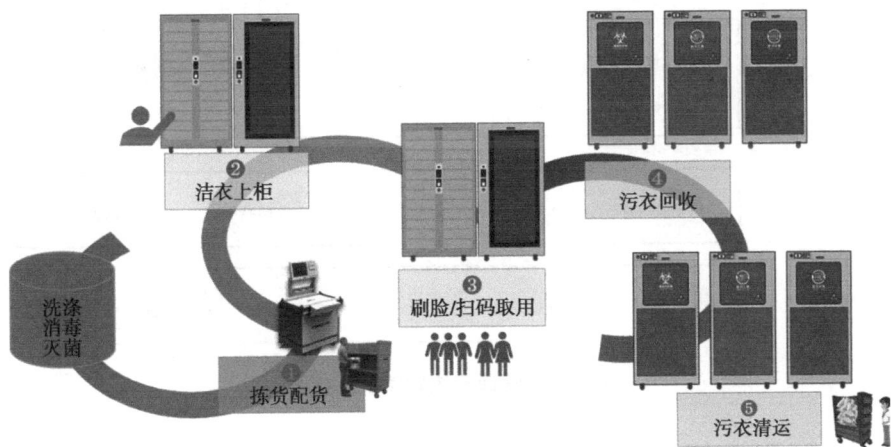

图 7-3 病区被服物联柜使用流程

（四）管理系统软件

针对当前医用织物管理实践中遇到的问题，结合医院在医用织物管理方面的实际需求，医院特别定制开发了一套医用织物管理系统软件。该系统包括管理层和业务应用层。

管理层：通过使用图表、数据模型等工具，管理层能够多维度地管理织物的收发结算、洗涤次数、精确库存盘点以及丢失织物的责任归属等运营活动。

业务应用层：用户则可以通过 App/小程序/Web 后台，轻松完成织物需求提交、领用、权限设置、意见反馈、手术排版联动等操作（见图7-4）。

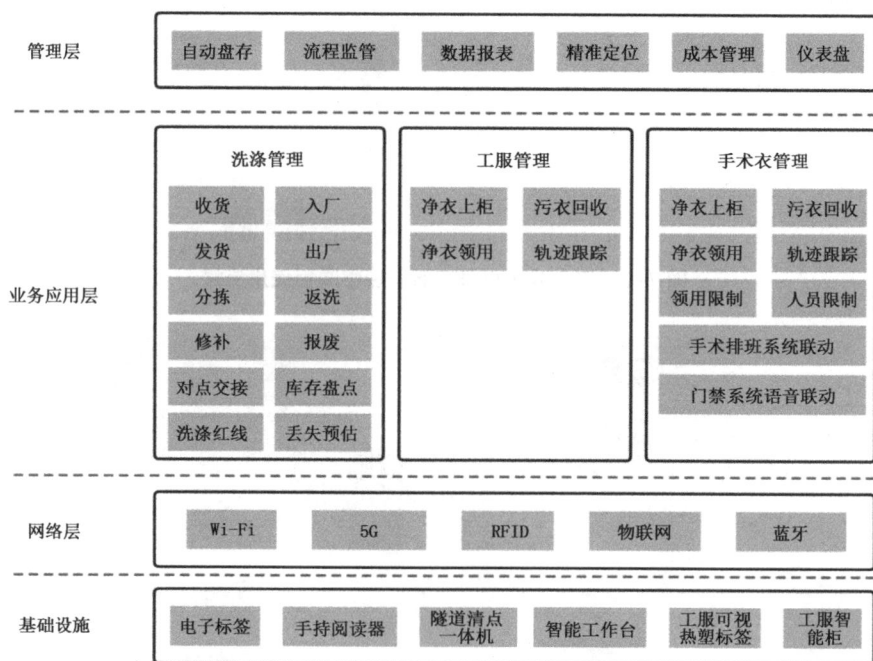

图 7-4　管理系统软件系统架构

四、不同类型医用织物解决方案

（一）工服管理解决方案

工服管理分为通用工服和实名工服两种模式，通用工服是指工服按大小码管理，医护人员通过系统设定自己的号型组合，每次领用由系统自动分配，而实名是指工服永久关联到个人。工服采取 RFID 芯片管理，注册该工服的型号、尺码、科室、姓名、工号等信息，并使用可视热塑标签打印工服信息和芯片二维码，之后医务人员可以使用智能物联柜自助领取净衣和回收污衣（见图 7-5）。

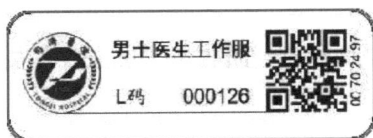

图 7-5 工服热塑标签

1. 净衣发放

①洗净或消毒后的服装，配送员扫码上柜存放，通用工服将由系统自动分配组合任务，配送员按任务操作上柜；

②医务人员刷脸、刷卡或微信扫码自助取用，触手可及，即开即取，取完即走；

③共享式、单格口管理，系统根据医护人员自行设置的号型组合，自动打开匹配服装的格口；

④个人服装尺寸发生变化时，用户可通过微信自助修改尺寸，即刻生效，方便快捷。

2. 污衣回收

①医务人员使用完服装后，自助投递到回收柜；

②洗涤收发员扫码开柜，取走污衣袋进行清运；

③被服轮转库中心收发负责人即时在微信端收到清运通知。

（二）被服管理解决方案

在每件被服上缝制一枚 RFID 洗衣标签，注册信息到系统。通过物联柜实现全生命周期跟踪，精准掌握库存，实现灵活科室调配；通过"非接触"交接，切断病毒传播途径。

1. 净衣发放

洗净或灭菌后的被服，洗涤收发员身份识别后自助上柜存放，临床管理人员根据需要自助取用，双方实现"不见面交接"。

2. 污衣回收

临床已使用被服自助投放到回收柜，洗涤收发员开柜取走污衣袋完成清运。

系统自动记录变化的品类、数量与责任人，并根据需要即时推送消息到相关管理人员。

（三）洁净服智能管理

基于 RFID 和医院手术室运行管理流程和规范要求，对洁净服（洗手衣/刷手衣）的行为进行智慧化梳理，实现智能识别人员信息、智慧化更衣、联动手术排班系统限制非手术人员的随意进入，对领用洁净服的行为进行自动记录和追溯，杜绝洁净服被带出手术室而导致资产丢失，同时避免已结束手术的人员长期占用更衣柜，释放有效资源。

1. 洁净服领用

使用流程与工服智能化管理类似，净衣柜上的人脸识别装置自动识别医务人员信息并弹开适合该人员型号衣服的格子进行领用。系统可限制用户领取衣服次数。

2. 智能更衣

医务人员刷脸后，将自身衣物存入系统分配的智能物联柜相应格子，存入衣服和个人物品。系统可显示相关衣服存储信息，联动手术排班管理，方便管理员提醒无手术任务的医务人员及时释放存衣柜空间，或选择系统自动完成释放。

3. 洁净服回收

可通过读取衣服芯片回收洁净服。门禁语音联动，医务人员离开手术室时未归还手术衣，门禁自动语音提醒违规行为，对洗手衣超时未归还人员限制下次领用。

五、医院案例建设成就

(一) 集中批量清点，降低院感风险

脏污织物分拣过程会产生可携带传染性病原菌的飞尘或气溶胶，不仅会对病区空气环境造成污染，还会增加织物收集人员的职业暴露及交叉感染风险，利用 RFID 技术对医用织物进行非接触式收集符合国家医用织物管理规范，同时有效减少了交叉感染风险，符合医院感控管理需求。

(二) 节约费用，为采购提供科学决策依据

利用 RFID 技术，医院能够对医用织物的洗涤次数和流转过程进行精确追踪。此外，该技术还能对遗失的医用织物进行责任归属的明确，并有助于织物的回收，从而提高医护人员对织物的爱护程度，显著减少织物的丢失率，提高医用织物的使用效率，并节省医院在采购上的宝贵开支。

同时，RFID 技术对织物洗涤次数的追踪，使医院能够预测织物的剩余使用寿命，为制订采购计划提供科学的数据支持。这有助于减少医院的安全库存量，解决资金占用问题，并为织物采购提供更加科学的决策依据。

(三) 减少烦琐工作，节约人力资源

科学的医用织物后勤管理不仅省去了人工分类等烦琐工作，还减少了手工录入的人为错误，从而提高了分拣和配货过程的效率与准确率，并节约了大量人力资源。在资源有限的情况下，这使得我们能够利用更多的人力资源服务病人，持续提高和改进服务质量。

第二节 东阳市人民医院洗消中心建设

一、东阳市人民医院及洗消中心简介

东阳市人民医院（以下简称人民医院）创建于 1939 年，是浙江省县域首家三甲综合医院，在最新公布的全国三级公立医院绩效考核中居县（市）医院第一，成为县级公立医院中运行效率最好、发展能力最强的医院之一，是医共体建设的样板医院。目前有院本部、巍山院区和义乌天祥医疗东方医院三个工作区。

人民医院洗消中心承接本院及其他两个院区的医用织物洗涤消毒工作。目前洗消中心拥有员工 30 余人，管理 7 万多件织物洗涤数据，年洗涤量约 230 万件。

二、东阳市人民医院洗消中心建设背景

医用织物精细化管理作为人民医院精细化理念的重要一环，传统医用织物管理运营方式在收发清点、报废跟踪、隔离管控等方面存在不足。作为医共体建设示范医院，内部精细化管理标杆医院，人民医院在遵循《医院医用织物洗涤消毒技术规范》（WS/T 508—2016）规范标准的同时，后勤部门对医用织物管理运营也制定了更严格的流程标准。

同时，人民医院后勤部门也紧跟医院步伐，建立全面的信息化、智慧化医用织物管理手段，保障医院医用织物高质量、高标准供应。

早在 2014 年，人民医院就开始逐步引进一系列先进设备和管理工具，以实现医用织物洗消、交接、盘点、库存、报废的全生命周期精细化管

理，从而更有效地服务于医务人员和患者。

三、东阳市人民医院洗消中心部分解决方案

（一）科学建设布局，优化医用织物洗消流程

1. 一体化整体建设，提升织物流转效率

洗消中心采用一体化的布局设计，建设面积达 1300 平方米，其中供应室与洗衣房设置在同一层楼，让两部门的衔接更紧密，并大幅缩短运输路线，降低医院运行成本，提高织物的供应效率。同时，合理布局污染区、清洁区，杜绝交叉，严格执行感控管理规范（见图 7-6）。

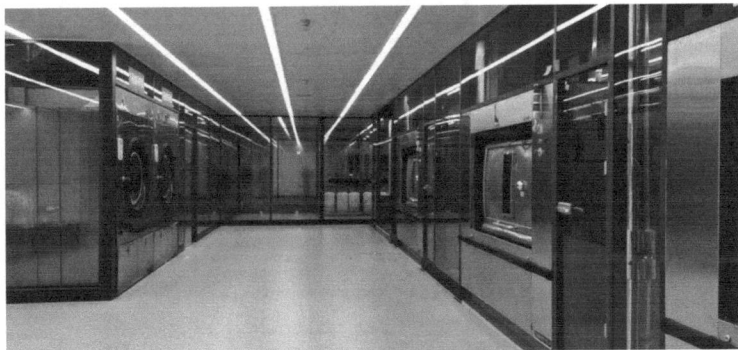

图 7-6 部分布局剪影

2. 单向动线设计，杜绝交叉

污染的织物通过专用入口，从病房或者手术室完成转运后，进入接收区，等待扫描完成后按分类进入分区洗涤流水线。洗涤完成的织物通过脱水、烘干后，由不同的出口进入折叠区，待折叠完成后，所有布草从洁净通道完成转运，中间环节杜绝交叉（见图 7-7、图 7-8、图 7-9）。

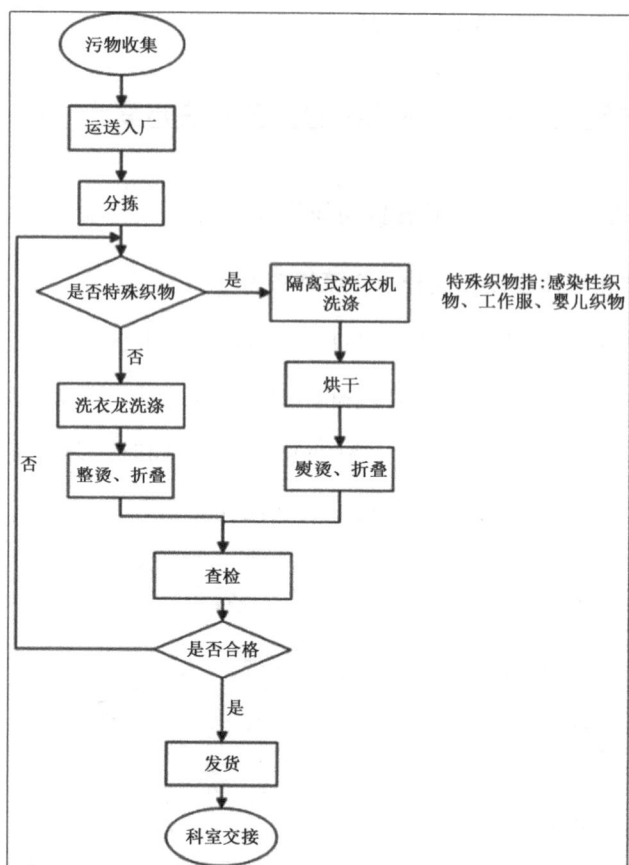

图 7-7　织物流转简图

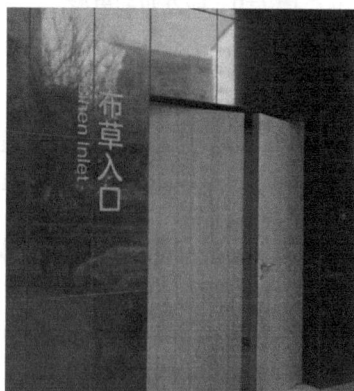

图 7-8　污染织物专用接收入口

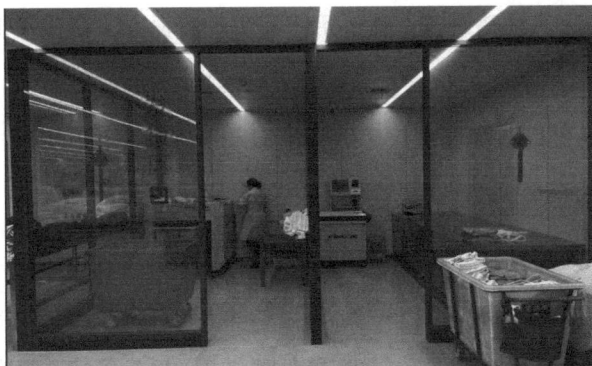

图 7-9　干净织物专用发货区

3. 不同分区洗消，进一步提升感控管理水平

（1）洗涤龙流水线区——主要处理手术和患者使用后的织物。

（2）新生儿和医护专区——采用隔离式洗衣机，洗涤流程前进后出，单独洗涤，更高标准保证孩子和医护的安全。

（3）单独隔离洗涤专区——专门洗涤可能有感染性的织物（织物在接收扫描环节即会被锁定，只有经过隔离洗涤区进行洗涤消毒后才能扫描解绑。并且在该专区单独设置门禁和玻璃进行隔离）（见图 7-10）。

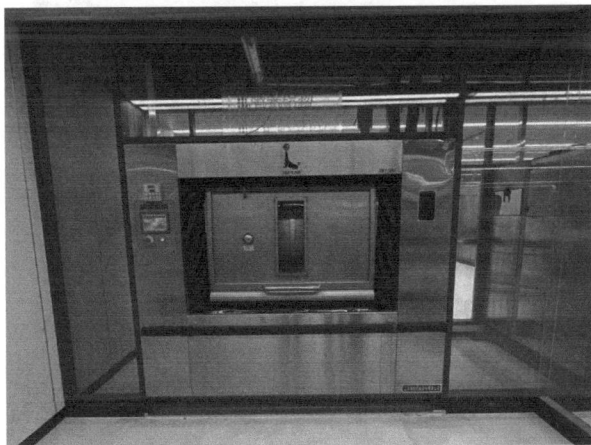

图 7-10　感染性织物洗涤专区

（二）先进的洗消设备，让医用织物实现高标准、高质量供应

通过反复的比较，选择了一批优质的洗涤、消毒、烘干、折叠、识别等智慧化自动化设备，保障医用织物高标准、高质量供应。

1. 洗涤龙流水线及隔离式洗衣机

洗涤龙流水线具有高效和自动化的特点，每8分钟即可完成一次出仓，并具备自动转运功能，减少了中间搬运环节，一天能洗4吨多，近8000件布草；而隔离式洗衣机具有单独洗涤功能，能处理婴儿、医护等特殊织物。这些先进的洗涤设备提升了洗涤效率，稳定了洗涤质量，保障了服务水平（见图7-11、图7-12）。

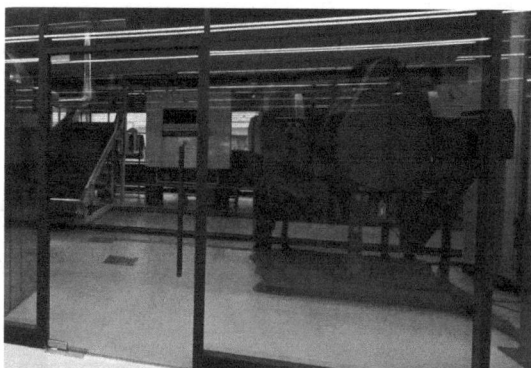

图 7-11　洗涤龙流水线部分设备

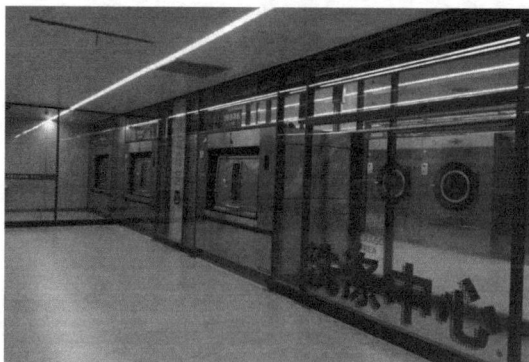

图 7-12　隔离式洗衣机

2. 液体分配器

而在洗涤中间采用先进的液体分配器，自动加料和蒸汽加热进行高温消毒杀菌，保障并稳定织物清洁品质，在洗涤过程中，进行微生物检测，保证医用织物的使用安全（见图 7-13）。

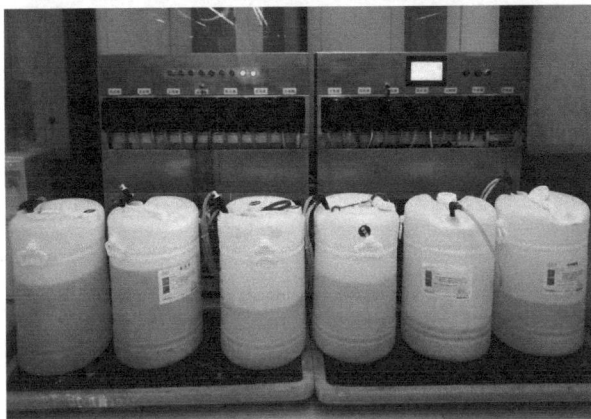

图 7-13　液体分配器在洗涤环节自动科学加料

3. 烘干及折叠设备

使用一批先进稳定的烘干、折叠设备，在大幅度提升医用织物供应效率的同时，也提升了医用织物发放的美观度、舒适度，受到了医护及患者的欢迎（见图 7-14、图 7-15）。

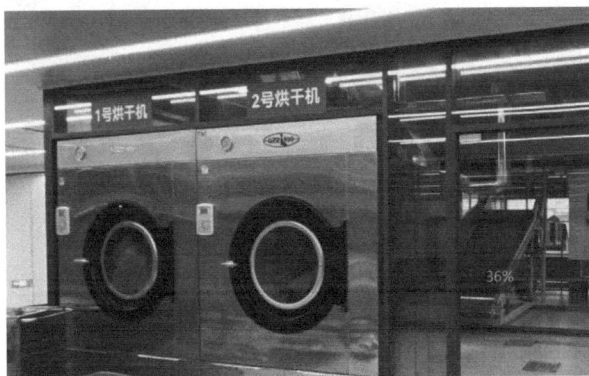

图 7-14　烘干机

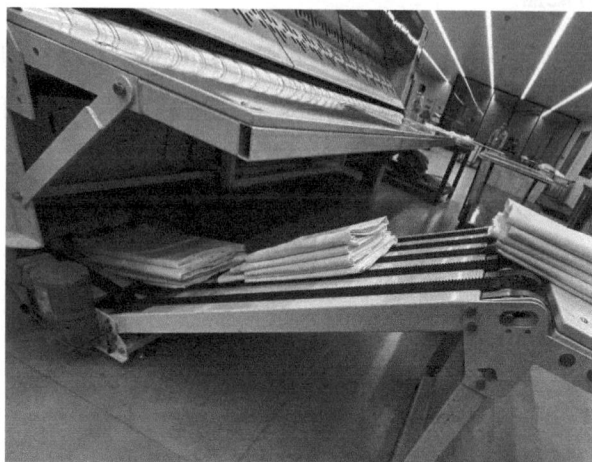

图7-15 折叠机

4. 智能识别及清点设备

RFID 批量识别清点设备（见图 7-16）结合智慧软硬件，在不开包、不直接接触的情况下，即可批量化识别织物的数量和种类。一方面，让感控管理水平提升一个台阶；另一方面，更好地保护了后勤人员的安全健康，减少了他们的工作量，体现了以人为本。

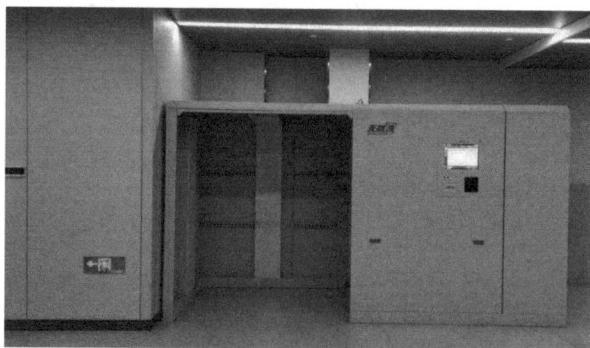

图7-16 RFID 批量识别清点设备

5. 实名制工服领标

针对工服，引入美观大方热塑领标，减少了工服在收送、登记、领用过程中的出错率，同时提升了医院的医护人员形象，让医护同仁们更有文化认同感和归属感（见图7-17）。

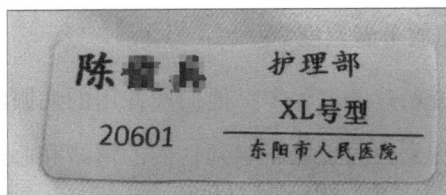

图7-17 实名制工服领标

(三) 智慧软件平台，提升医用织物运营管理水平

拥有了优质的环境和先进的硬件，那么嫁接一个科学智慧化管理软件，充分利用好它们，势在必行。人民医院后勤部门通过反复比较，最终选择了可追溯每一件织物、每一步环节的流转的 "RFID 医用织物管理系统"（以下简称系统），最为符合医院高标准要求。

该系统不仅提供了每一件医用织物的溯源信息链，同时实时提供了织物数量、换洗时间、换洗频次等数据，在方便医护的同时，也为管理层科学决策提供了数据支持，提升了管理水平（见图7-18）。

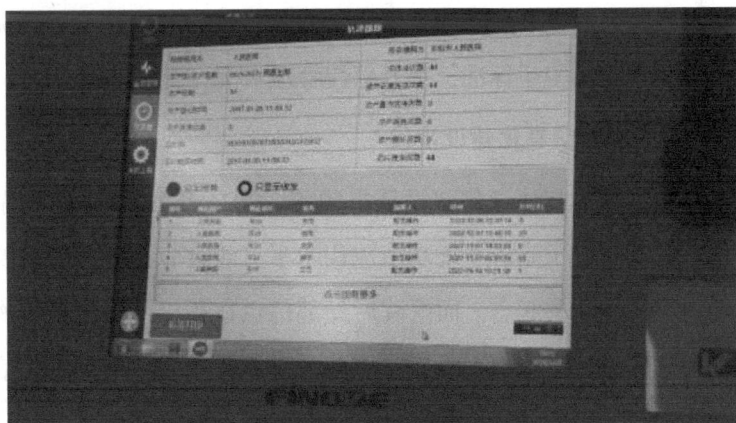

图7-18 系统界面

四、东阳市人民医院洗消中心建设成就

（一）提高病患服务满意度

病患在医院接受治疗的过程中，他们所使用的病服的洁净程度以及是否存在破损，这些因素会间接地影响到他们的情绪和心理状态。为了确保病患能够在一个更加积极和健康的环境中接受治疗，医用织物管理系统可以确保每套病服在规定的洗涤次数之内，并且所提供的病服都是洁净整洁的。最终助力病患获得更好的治疗心情，助力他们早日康复。

（二）提高医护服务满意度

通过高效智能化软硬件解决方案，医用织物流转的效率得到了显著提升，供应品质也得到了稳定和保障，这使得临床医护人员对医用织物感到更加满意。他们可以更加专注于临床工作，为病患提供更优质的医疗服务。

（三）提升了感控管理水平

通过科学的织物流转动线设计、合理规划污染区与清洁区的布局、不同织物分区洗涤以及不开包非接触清点等方式，确保每一件织物在流转过程中都能达到严格的卫生标准，提升感控管理水平。

（四）对齐医院信息化建设步伐

近些年，人民医院信息化建设捷报频传。2024 年 6 月 28 日，东阳市人民医院顺利通过电子病历系统功能应用水平五级评审，标志着医院信息化建设迈上了一个新的起点。而医院后勤部门也在积极使用包括织物信息化管理在内的信息化手段，不断提升医院后勤服务质量，对齐医院信息化建设步伐。

第三节 某大型三甲医院被服洗涤介绍

一、某大型三甲医院医用织物管理部门介绍

某大型三甲医院医用织物，主要由医院总务部门下属被服部负责，被服部又由被服间、缝纫间、干洗间组成。目前被服部负责的医用织物洗涤工作量约为 100 万件/月。

（一）被服间

被服间占地面积 400 平方米，拥有发放窗口 3 个，主要负责各科室被服收集、分类、转运、熨烫、报废、更新等工作，其中被服每日发放约为 21000 件，制服每天发放约为 5000 件。

（二）缝纫间

缝纫间主要负责甄别医用织物是否需要报废、是否需要缝补，并为院内职工提供工作服缝补服务。

（三）干洗间

干洗间为福利性质，主要向院内工作人员提供私人衣物干洗服务。

二、某大型三甲医院总务部门部分优化方案展示

（一）被服管理优化解决方案

1. 内部运营管理优化

（1）规范流程，强化意识：针对接收、发放、折叠、缝补、抽检、设备使用等环节制定严格规范和流程，并强化人员开源节流、节能降耗、安

113

全意识。

（2）责任到人，定期盘存：在各护理单元内指定被服管理负责人，负责科室被服的领用管理以及对患者进行被服合理使用的宣教，并负责每月与被服外包服务人员进行基数盘存，完成数据上报并承担相应责任。

（3）定期公示，原因分析：相关被服数据，被服间会在月度考评例会上进行公示，随后进行分析。总务部门将配合社会化服务公司，每半年对全院所有科室的基数进行一次盘点，并对非标准基数减少的情况进行原因进行分析，并找到解决办法。

（4）线路优化，提升效率：因洗衣房位于地下室，而地下室还拥有车库和部分医疗区域，所以地下室部分通道门需要关闭，造成布类笼车在内部区域转运不畅、道路拥挤、车辆使用混乱、转运效率下降等现象。对此，总务部门一方面重新设计转运车内部路线，解决了道路拥挤、争抢车辆的情况；另一方面对车辆进行分色，以规定活动区域——解决车辆混用、车辆利用不充分等问题，通过以上举措，明显提升了转运车辆内部准运效率（见图7-19）。

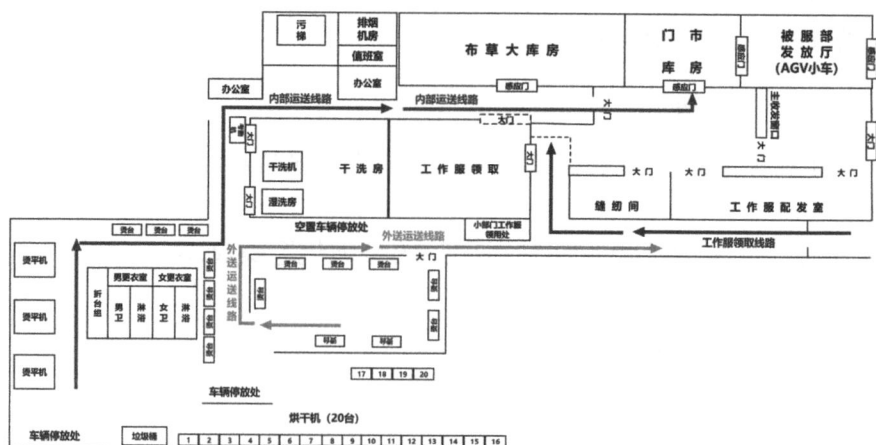

图 7-19　转运车辆路线图

2. 外部管理运营优化

2017年7月国务院办公厅在《关于建立现代医院管理制度的指导意见》中提出：完善医院管理制度，健全后勤管理制度，探索医院"后勤一站式"服务模式推进医院后勤服务社会化的要求。

而医用被服租赁和洗涤业相对容易剥离，某大型三甲医院是最早实施医用被服租赁和洗涤社会化服务的医院之一，通过反复比较，某大型三甲医院选择了资质、软硬件、人员等齐全，并适合某大型三甲医院的社会化服务公司进行被服供应服务。

某大型三甲医院对社会服务公司进行了严格的要求，确保其供应的被服质量安全可靠，并符合感控需求。

（1）感控管理，采取零容忍态度：由院感科负责，不定期（频率不低于每月一次）对社会化服务公司送来的洁净被服、洁净被服运送车辆、完成消毒的污被服运送车辆进行采样检测，要求100%符合《医院医用织物洗涤消毒技术规范》要求，一旦发现不达标，将立即发出警告及整改通知单，同时对外包公司予以重罚，一年内再次出现不达标现象，扣罚加倍执行。

（2）配备合理的被服基数：基于各护理单元床位数量配备合理的被服数量——床单、被套、病衣、病裤按照三倍基数进行配备，而枕套则应配备六倍基数。

（3）改进被服质量和材质：在对医院病衣病裤布料进行深入研究、细致观察与详尽分析的基础上，并参考了其他医院的医用织物布料，对社会服务公司提出要求，病衣病裤改为使用CVC面料（chief value of cotton，即通常所称的"棉涤"面料，棉含量在60%以上，涤纶含量在40%以下）。在部分科室进行试用后，发现医患双方对新面料均表示满意。基于试用的良好反馈，医院病衣病裤全面更换为CVC面料，并进一步将该面料应用于床单、被套及枕套。布料调整后，医用织物的外观品质和耐洗性能均得到提升，报废率有所降低，医患双方对医用织物品质的满意度亦随之提高。

（4）强化转运流程及细节：对转运时间、转运线路、转运车辆、转运容器、转运中转库、针对感染织物的转运方式、转运人员卫生等流程及细节，制定严格的标准规范。例如：所有院内手推车数量，每车按 1∶2 配齐车辆布罩，且洁车与污车分不同颜色标识，布罩每周清洗消毒两次；收集到的感染性污织物，必须单独放置在橘红色污物收集袋中，并用一次性扎口带扎牢袋口，同时污车布罩必须即刻按与感染性织物相同的流程进行清洗消毒；每日工作完毕，手推车辆应用抗菌洗涤剂擦净、清水擦拭后待用；接运隔离病房及有明显污染织物后的手推车应用 1000mg/L 有效氯擦拭消毒 30 分钟后再用清水擦净；针对被服中转库房存在管理松懈、织物摆放散乱等现象，要求社会化服务公司按照 6S 管理法的修订库房管理制度，并严格遵照执行。

（5）重新修订外观及内控质量要求：要求社会化服务公司严格执行外观和内控质量要求，而医院被服使用部门定期进行评价反馈，并进行不定期抽查。若不达标，予以相应的经济扣罚。且外观及内控质量要求以书面条款形式写入补充协议中（见表 7-1、表 7-2）。

表 7-1　医用织物的表观要求

序号	指标	标　准	备　注
1	气味	无异味	不愉快气味
2	白度（白色织物）	与标样对比	标样上下限由双方协定
3	彩色度（彩色织物）	鲜艳无串色	
4	洁净度	污迹斑点不得检出	
5	完整度	不得出现影响织物使用要求的破损、缺件、收缩和积物现象（病衣、制服前身不得出现破洞）、（床单、枕套正面铺床范围不得出现破洞）	参照《医源性织物清洗消毒卫生要求》（DB31/T 397—2021）

表7-2 医用织物内控质量要求

序号	指标	标准	备注
1	水分含量（%）	≤10%	
2	pH值	4.0~7.5	
3	活性剂残留（%）	≤5PPm	
4	微生物（cfu/g）	细菌菌落总数≤200cfu/g	化学检验采样及检查方法按照《一次性使用卫生用品卫生标准》（GB15979—2002）执行
		真菌菌落总数≤100cfu/g	
		大肠杆菌：不得检出	
		致病性化脓菌：不得检出	

（二）被服自动回收及发放解决方案

1. 需要解决的问题

被服的收集是被服部的常规工作，被服间的工作人员通常需要每天往返于各临床科室人工收集使用后的被服，收送时往往电梯人满为患，同时运送过程中存在可能引发二次感染、多次往返、收送时间过长等缺点。

2. 回收解决方案：智能垃圾被服动力收集系统

（1）系统介绍。

智能垃圾被服动力收集系统（见图7-20）作为污物物流系统，主要用于收集大楼内污衣被服、室内生活垃圾。系统可通过封闭式管网实现全院生活垃圾、污衣被服集中收集，一站式"零"污染的收集方式，能为院内感控水平提升、后勤运营管理高效化、营造良好就医环境提供有利且必要条件。

为了确保被服隐形收集系统及时、安全投入使用，被服间多次试验，最终选用了牢固且不易磨损的材料制作成大小合适的包装袋作为传输媒介，发放到各科室。同时，考虑到安全问题，在投递口的开启设置了相关权限，使用专用的卡片才能打开收运管道入口。

当系统检测到存储空间即将满溢后，会开启中央收集站内的抽风机，同时封闭阀门，风机运行产生的气流将存储空间内打包袋运输到 B2 层并排出管道，再由被服部工作人员收集后分类并进行下一步洗涤（见图 7-21）。

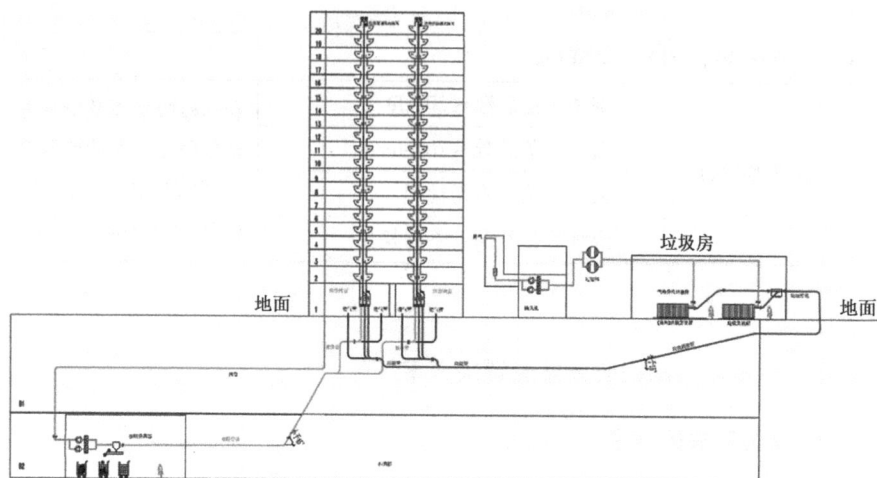

图 7-20 智能垃圾被服动力收集系统设计图

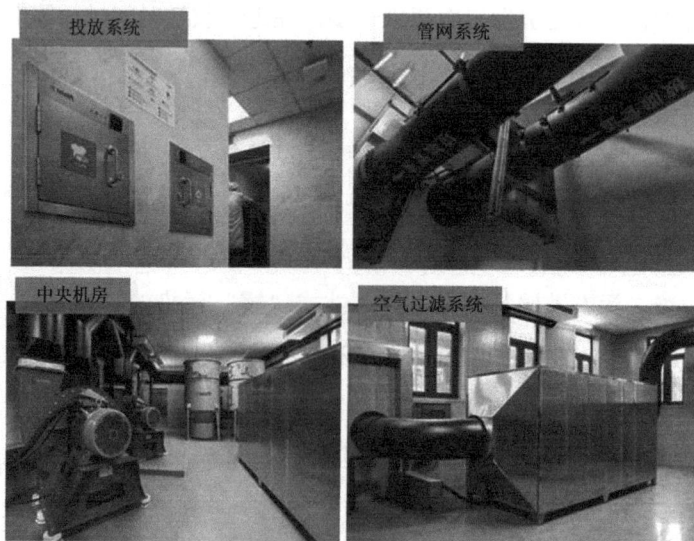

图 7-21 智能垃圾被服动力收集系统部分硬件及设备

（2）系统优势。

①安全环保：全程封闭式传输，减少运送期间的二次污染；

②成本节省：节省人力运送资源，不占用电梯资源，减少了运维成本；

③管理提升：完整的操作流程，提升了整体管理水平，为构建现代化绿色医院加码；

④高效保障：该系统的启用极大地缩减了日常被服收运工作的时间，降低了被服间的用人成本，提升被服间的工作效率。

3. 发放解决方案

智能 AGV（自动导引车）转运小车通过计算机和无线局域网络控制下的无人驾驶自动导航运输车，利用电磁、激光、光学等自动引导装置，并沿程序设定路径运行，停靠到病区指定地点，完成一系列衣物布料的移载、搬运等作业功能，从而实现医院现代化布料配送服务（见图7-22）。

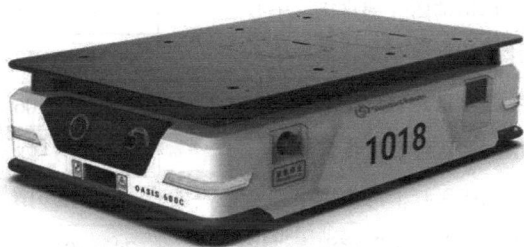

图7-22 AGV转运小车

（三）员工福利

由于医院医护人员工作繁忙，有时社会化干洗服务地点远离医护人员工作及生活区域，且价格相对较高。

自20世纪80年代中期开始，为了更好地为员工服务，某大型三甲医院在被服部的基础上新增了干洗间，向院内工作人员提供私人衣物干洗服务。被服部干洗服务以其优质的服务、亲民的价格、便捷的空间距离，受到了广大医护人员的青睐和好评。

附录 我国医疗消毒供应中心取证最新详情

（截至 2024 年 11 月 10 日）

序号	省份	医疗消毒供应中心（MSSC）名称	执业许可证有效期	
1	北京	中润康美医疗消毒供应中心	2024-09-19	2029-09-19
2	上海	上海洁诺申虹消毒供应中心	2020-01-16	2025-01-15
3	上海	上海聚力康医疗消毒供应中心	2020-09-15	2025-09-14
4	上海	上海洁诺申梁消毒供应中心	2020-10-15	2025-10-14
5	上海	上海聚力康东贸医疗消毒供应中心	2020-12-25	2025-12-24
6	上海	上海瑞埔医疗消毒供应中心	2024-01-15	2029-01-14
7	天津	天津聚力康医疗消毒供应中心	2024-01-16	2025-01-15
8	天津	天津亿倍洁医疗消毒供应中心	2024-03-11	2025-02-18
9	天津	天津卫康健医疗消毒供应中心	2024-05-13	2025-05-12
10	广东	雅泰医疗消毒供应中心	2019-11-06	2024-11-06
11	广东	佛山洁特医疗消毒供应中心	2020-07-28	2025-07-27
12	广东	汕头瑞康医疗消毒供应中心	2021-09-10	2025-07-07
13	广东	佛山禅成聚力康医疗消毒供应中心	2021-01-18	2026-01-17
14	广东	广州老肯医疗消毒供应中心	2022-06-01	2027-05-31
15	广东	广州术洁医疗消毒供应中心	2022-09-20	2027-09-19
16	广东	普宁天康医疗消毒供应中心	2023-10-11	2028-10-10
17	广东	茂名医尚消毒供应中心	2024-05-15	2029-05-14
18	广东	汕头安正医疗消毒供应中心	2024-05-17	2029-05-16
19	广东	深圳市罗湖医院集团医疗消毒供应中心	2024-05-20	2029-05-19
20	广东	深圳国药朗洁医疗消毒供应中心	2024-05-21	2029-05-20
21	广东	洁诺广州医疗消毒供应中心	2024-06-03	2029-06-03
22	广东	东莞鲸弘医疗消毒供应中心	2024-07-25	2029-07-25

续 表

序号	省份	医疗消毒供应中心（MSSC）名称	执业许可证有效期	
23	广东	珠海卫高医疗消毒供应中心	2024-08-14	2025-06-03
24	山东	青岛安特速医疗消毒供应中心	2021-08-20	2026-08-19
25	山东	山东丰正华殷滕州医疗消毒供应中心	2022-08-25	2027-08-24
26	山东	临沂洛峰洁康医疗消毒供应中心	2023-04-14	2028-04-13
27	山东	济南鲸弘医疗消毒供应中心	2024-03-20	2029-03-19
28	山东	德州德恩医疗消毒供应中心	2024-05-22	2029-05-21
29	山东	威海威高医疗消毒供应中心	2024-05-30	2029-05-29
30	山东	烟台术衣博士医疗消毒供应中心	2024-05-30	2029-05-30
31	山东	日照国济尚领医疗消毒供应中心	2024-07-02	2029-07-01
32	山东	仁护生医疗消毒供应中心	2024-07-18	2029-07-17
33	山东	青岛洁澄医疗消毒供应中心	2024-07-31	2029-07-30
34	山东	山东鼎盛康医疗消毒供应中心	2024-10-11	2029-10-10
35	江苏	南京新合力医疗消毒供应中心	2020-01-21	2025-01-20
36	江苏	镇江中金医疗消毒供应中心	2020-12-25	2025-12-24
37	江苏	常州安特速医疗消毒供应中心	2021-06-11	2026-06-10
38	江苏	南京有道医疗消毒供应中心	2021-09-17	2026-09-16
39	江苏	南通鑫晨医疗用品洗涤消毒供应中心	2021-12-21	2026-12-20
40	江苏	无锡鲸弘医疗消毒供应中心	2022-11-21	2027-11-20
41	江苏	安特速无锡医疗消毒供应中心	2023-11-07	2028-11-06
42	江苏	南通安特速医疗消毒供应中心	2023-12-29	2028-12-28
43	江苏	南京喜悦医疗消毒供应中心	2024-04-29	2029-04-28
44	江苏	苏州新合力医疗消毒供应中心	2024-07-01	2029-06-30
45	江苏	南京鲸弘医疗消毒供应中心	2024-09-10	2029-09-09
46	四川	成都医投老肯医疗消毒供应中心	2020-08-18	2025-08-17
47	四川	成都天华净医疗消毒供应中心	2021-11-11	2026-11-10
48	四川	广元老肯医疗消毒供应中心	2022-02-24	2027-02-23
49	四川	德阳首昂医疗消毒供应中心	2022-04-07	2027-04-06

序号	省份	医疗消毒供应中心（MSSC）名称	执业许可证有效期	
50	四川	成都鲸弘医疗消毒供应中心	2023-06-27	2027-05-15
51	四川	成都老肯医疗消毒供应中心	2024-05-30	2029-05-29
52	辽宁	沈阳大东聚力康医疗消毒供应中心	2020-11-20	2025-08-26
53	辽宁	沈阳瑞康医疗消毒供应中心	2021-04-02	2026-04-01
54	辽宁	鞍山洁鑫千山医疗消毒供应中心	2022-01-28	2027-01-27
55	辽宁	铁岭市威高医疗消毒供应中心	2023-09-04	2028-09-03
56	辽宁	沈阳鲸弘医疗消毒供应中心	2024-03-18	2029-03-17
57	辽宁	辽宁康贺医疗消毒供应中心	2024-06-18	2027-09-28
58	辽宁	沈阳德康医疗消毒供应中心	2024-08-22	2029-08-21
59	湖北	武汉洁诺医疗消毒供应中心	2019-05-28	2024-05-27
60	湖北	驼人金洁医疗消毒供应中心	2021-01-20	2026-01-19
61	湖北	武汉新合力老肯医疗消毒供应中心	2023-02-03	2028-02-02
62	湖北	湖北鲸弘医疗消毒供应中心	2023-11-28	2028-11-27
63	湖北	武汉港亚医疗消毒供应中心	2024-05-27	2029-05-26
64	河南	南阳聚力康医疗消毒供应中心	2019-09-25	2034-09-24
65	河南	驻马店聚力康医疗消毒供应中心	2020-12-21	2025-12-20
66	河南	洛阳洁菲医疗消毒供应中心	2022-12-30	2024-12-30
67	河南	周口金洁医疗消毒供应中心	2023-10-10	2026-09-01
68	河南	商丘鲸弘医疗消毒供应中心	2023-12-29	2038-12-28
69	安徽	合肥老肯医疗消毒供应中心	2022-10-26	2027-10-25
70	安徽	合肥鲸弘医疗消毒供应中心	2023-12-19	2028-12-18
71	安徽	合肥聚力康医疗消毒供应中心	2024-04-01	2029-03-31
72	安徽	蚌埠正禾医疗消毒供应中心	2024-05-13	2029-05-12
73	吉林	吉林康益医疗消毒供应中心	2020-11-02	2025-11-02
74	吉林	吉林市聚生源医疗消毒供应中心	2024-01-15	2029-01-15
75	吉林	吉林鲸弘医疗消毒供应中心	2024-07-25	2029-04-29
76	吉林	吉林天迈医疗消毒供应中心	2024-09-02	2026-09-29

续　表

序号	省份	医疗消毒供应中心（MSSC）名称	执业许可证有效期	
77	福建	莆田老肯医疗消毒供应中心	2022-04-01	2024-02-07
78	福建	厦门术洁医疗消毒供应中心	2022-04-25	2025-04-24
79	福建	厦门聚力康医疗消毒供应中心	2024-04-10	2025-06-01
80	广西	柳州常康医疗消毒供应中心	2019-07-08	2024-07-07
81	广西	南宁老肯医疗消毒供应中心	2019-07-22	2024-07-21
82	广西	南宁聚力康医疗消毒供应中心	2024-01-09	2029-01-08
83	山西	晋衣卫医疗消毒供应中心	2023-08-16	2028-08-15
84	山西	晋中锦泰医疗消毒供应中心	2024-01-08	2029-01-07
85	山西	山西鲸弘医疗消毒供应中心	2024-05-08	2029-05-07
86	陕西	西安洁尔康医疗消毒供应中心	2020-01-14	2025-01-14
87	陕西	西安聚力康医疗消毒供应中心	2020-07-10	2025-07-09
88	陕西	汉中洁尔健医疗消毒供应中心	2021-12-06	2026-12-05
89	浙江	杭州老肯医疗消毒供应中心	2023-03-28	2028-03-27
90	浙江	浙江国洁达温州医疗消毒供应中心	2024-01-10	2029-01-09
91	浙江	浙江鲸弘医疗消毒供应中心	2024-05-07	2029-05-06
92	重庆	重庆老肯医疗消毒供应中心	2022-12-05	2027-12-04
93	重庆	重庆聚力康医疗消毒供应中心	2024-09-18	2029-09-18
94	海南	海南康盛洁医疗消毒供应中心	2020-09-15	2025-09-14
95	海南	海南天韦医疗第三方消毒供应中心	2023-11-15	2026-10-27
96	黑龙江	黑龙江铂康医疗消毒供应中心	2020-07-23	2025-07-22
97	黑龙江	大庆联医康医疗消毒供应中心	2021-04-09	2026-04-08
98	湖南	长沙聚力康医疗消毒供应中心	2020-06-19	2025-06-19
99	湖南	湖南鲸弘医疗消毒供应中心	2023-07-05	2028-07-04
100	河北	国药创科石家庄医疗消毒供应中心	2020-01-15	2025-01-14

续　表

序号	省份	医疗消毒供应中心（MSSC）名称	执业许可证有效期	
101	江西	南昌安特速医疗消毒供应中心	2022-09-06	2027-09-05
102	云南	云南老肯医疗消毒供应中心	2022-12-12	2027-11-20
103	贵州	贵阳老肯医疗消毒供应中心	2024-03-02	2025-03-01

数据来源：国家卫生健康委，中物联医疗器械供应链分会整理。

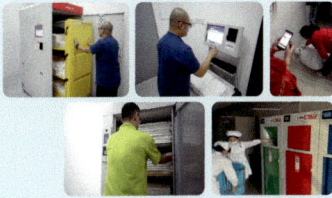

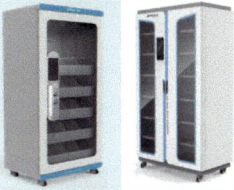

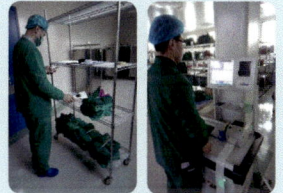

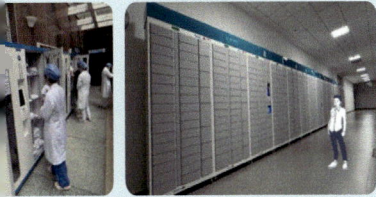

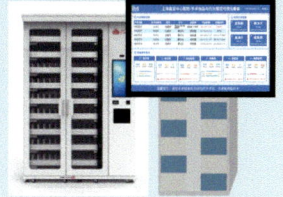

图书在版编目（CIP）数据

中国医疗消毒供应中心与医疗洗涤管理研究报告.
2024／中国物流与采购联合会医疗器械供应链分会编.
北京：中国市场出版社有限公司，2025.3. -- ISBN
978-7-5092-2708-4

Ⅰ. R197.323；R187

中国国家版本馆 CIP 数据核字第 2025PD7959 号

中国医疗消毒供应中心与医疗洗涤管理研究报告（2024）

ZHONGGUO YILIAO XIAODU GONGYING ZHONGXIN YU YILIAO XIDI GUANLI YANJIU BAOGAO (2024)

编　　者：中国物流与采购联合会医疗器械供应链分会
责任编辑：王雪飞

出版发行：中国市场出版社
社　　址：北京市西城区月坛北小街 2 号院 3 号楼（100837）
电　　话：(010) 68034118/68021338
网　　址：www.scpress.cn

印　　刷：北京捷迅佳彩印刷有限公司
规　　格：170mm×240mm　　　1/16
印　　张：8.5　　　　　　　字　　数：115 千字
版　　次：2025 年 3 月第 1 版　　印　　次：2025 年 3 月第 1 次印刷
书　　号：ISBN 978-7-5092-2708-4
定　　价：98.00 元